Georges Simenon,
Maigret et la médecine

Médecine à travers les siècles

Collection dirigée par le Docteur Xavier Riaud

L'objectif de cette collection est de constituer « une histoire grand public » de la médecine ainsi que de ses acteurs plus ou moins connus, de l'Antiquité à nos jours.
Si elle se veut un hommage à ceux qui ont contribué au progrès de l'humanité, elle ne néglige pas pour autant les zones d'ombre ou les dérives de la science médicale.
C'est en ce sens que – conformément à ce que devrait être l'enseignement de l'histoire –, elle ambitionne une « vision globale » et non partielle ou partiale comme cela est trop souvent le cas.

Dernières parutions

Hubert JOHANET, *La chirurgie coelioscopique Histoire d'une révolution*, 2025.
Wies DULFER, *Ethnomédecine et soins oculaires modernes au Tchad. Une croisade contre la cécité*, 2025.
Xavier RIAUD, *Histoire de la dentisterie vétérinaire*, 2025.
Xavier RIAUD, *Histoires de l'art dentaire*, 2025.
Patrick Albert POGNANT, *René Crevel. À poumons perdus*, 2025.
Georges TRAVERT, Aleksander EDELMAN, et Isabelle SERMET-GAUDELUS, *La fatalité de la mucoviscidose sera-t-elle vaincue ? Histoire et succès*, 2024.
Patrice PINET, *Christoph Wilhelm Hufeland, hygiéniste, professeur de médecine et premier médecin à la cour de Prusse. 1762-1836*, 2024.
Françoise GUILLON-METZ, *Des diabétiques célèbres. De l'Antiquité à nos jours*, 2024.
Xavier RIAUD, *Expérimentations nazies bucco-dentaires. Éthique médicale et histoire*, 2024.
Mathilde HAGELSTEIN, *Henri Petit, dentiste nancéien pendant la Grande Guerre*, 2024.
Michel A. GERMAIN, *Cancers et reconstructions médico-chirurgicales à travers les siècles*, 2024.

Jacques Jaume

Georges Simenon, Maigret et la médecine

Préface de Xavier Riaud

L'Harmattan

5-7, rue de l'Ecole-Polytechnique, 75005 Paris
http://www.editions-harmattan.fr
ISBN : 978-2-336-49813-3
EAN : 9782336498133

À Nathalie Rivière, avec qui j'ai eu le plaisir de co-écrire et de partager une affection commune pour Georges Simenon et son personnage, le commissaire Jules Maigret.

À Véronique sans qui mes travaux ne pourraient pas se réaliser.

À Luc, Capucine, Lucie, Apolline et Constance et à tous ceux que j'aime.

À tous mes lecteurs et à vous qui êtes en train de me lire.

Préface

Écrire une préface est toujours un honneur, mais c'est aussi un exercice périlleux, car il faut comprendre et se mettre à la place de l'auteur dans l'interprétation de son manuscrit. Chose pas facile indéniablement, c'est une des raisons d'ailleurs qui fait que je ne me plie plus guère à cela depuis un moment. Pourtant, ici, j'ai accepté de sortir du bois pour ce nouvel opus du Dr Jacques Jaume, car son récit m'a tout de suite intéressé.

Passionné depuis l'enfance de littérature policière, des Six Compagnons alors à Thilliez, Grangé et autre Chattam aujourd'hui, célèbres auteurs de thrillers contemporains, en passant par les incontournables Agatha Christie, et son non moins fameux Hercule Poirot, Maurice Leblanc avec le rocambolesque et truculent Arsène Lupin, ou encore Sir Arthur Conan Doyle, autre médecin écrivain, et son illustre Sherlock Holmes[1], j'avoue avoir été interpellé et séduit par le projet littéraire du Dr Jacques Jaume relatif à la médecine autour du commissaire Maigret, héros récurrent dans l'œuvre de Georges Simenon, interprété par tant d'acteurs sur le petit écran.

La caractéristique commune à tous ces personnages de roman se retrouve dans les « petites cellules grises » comme se plaît à les dénommer le détective belge cher à Agatha Christie. Tous réfléchissent, pensent, cherchent… et trouvent in fine le coupable.
Jacques Jaume nous emmène à la découverte de Georges Simenon, de sa vie, de ce qui l'a construit, nourrit et de ce qui l'a amené au travail d'écriture, véritable exutoire intemporel d'un Simenon toujours présent parmi nous.

---

[1] J'ai pu constater avec un plaisir sincère que Jacques et moi avions visité tous les deux le musée consacré à Sherlock Holmes à Baker Street à Londres. Moment inoubliable !

Progressivement, notre auteur dérive vers la médecine dans l'œuvre de Simenon en concentrant son propos autour du commissaire Maigret, personnage phare de son œuvre. Cette dernière est ainsi compulsée, détaillée et disséquée en mettant en perspective tout ce qui la relie à la médecine. Même les adaptations télévisuelles et cinématographiques, avec les iconiques Jean Richard, Bruno Cremer notamment, ne sont pas occultées.

J'avoue – Honte sur moi ! – ne pas avoir été un grand fan dans mon enfance des séries T.V. autour de ce flic spécifiquement, car je jugeais la fiction trop lente. Elle m'ennuyait. Et puis, j'ai révisé mon jugement à l'âge adulte, car, ne devient pas incontournable et inoubliable qui veut tant dans la littérature contemporaine qu'à la télévision. Lorsque cela survient, ce n'est jamais par hasard. C'est pourtant bien ce qu'est devenu le commissaire Maigret.

Et Jacques Jaume nous rappelle cela et nous remet les idées au clair dans son propos qui nous emporte avec lui à la redécouverte de ce policier de légende dont les récits trépidants sont légion et toujours vivaces. On ne mesure pas à quel point et notre médecin nous en donne ici un panorama vertigineux, ce qui démontre toute son affection, toute sa connaissance et sa maîtrise du sujet. Combien d'heures les livres de Simenon ont-ils occupé les temps libres d'adolescent et d'adulte chez notre cher ami Jacques ? Il n'y a que lui pour répondre à cette question, mais j'imagine sans peine beaucoup, car on voit aussi dans les nombreuses photographies du présent ouvrage de nombreux vieux livres, en très bon état au demeurant, dont les éditions, je suppose, sont introuvables de nos jours, ou peut-être chez les bouquinistes et autres librairies d'occasions, témoignage précieux de tout l'attachement du Dr Jaume pour sa précieuse collection et le célèbre commissaire. Je le comprends d'autant plus que j'ai lu et dispose moi-même toujours de toute l'œuvre lupinienne de Maurice Leblanc.

Notre ami auteur nous livre un recensement précis et complet des ouvrages en lien avec la médecine simenonienne. Son récit est plein, dense et riche. Il ravira assurément profanes et amateurs de l'œuvre de Simenon, sans oublier les inconditionnels du commissaire Maigret.

En tous cas, à titre personnel, lorsque Jacques Jaume m'a proposé ce projet pour la collection Médecine à travers les siècles aux Éditions L'Harmattan que je dirige depuis 2006, année de sa création par votre serviteur, j'y ai souscrit aussitôt, sans aucune hésitation.
Bonne lecture !

Dr Xavier Riaud

Docteur en chirurgie dentaire
Docteur en épistémologie, histoire des sciences et des techniques
Lauréat et membre titulaire de l'Académie nationale de chirurgie dentaire
Membre libre de l'Académie nationale de chirurgie
Médaille de vermeil du Conseil national de l'Ordre des chirurgiens-dentistes

Prologue

Georges Simenon, le « père » de Maigret et la médecine est un sujet régulièrement repris dans des revues médicales principalement réalisées par et pour les médecins et les soignants.

Bien que ce thème soit fondamental dans l'œuvre et l'important corpus du génial, fécond et prolifique écrivain belge, né le 13 février 1903 à Liège en Belgique et mort le 4 septembre 1989 à Lausanne en Suisse, il est peu abordé dans les articles et livres dits « grand public ».

Le romancier belge dont la vie a été bouleversante et bien trop bouleversée a écrit 193 romans, 158 nouvelles, plusieurs œuvres autobiographiques et de nombreux articles et reportages publiés sous son propre nom Georges Simenon. Il a aussi créé 176 romans, des dizaines de nouvelles, contes galants et articles sous 27 pseudonymes.

Georges Simenon est un boulimique de l'écriture et de la création de personnages, de lieux et de situations.

Que cache-t-il derrière cette avidité insatiable ? Se cherche-t-il ou bien se soulage-t-il ou veut-il se soigner d'un malaise qui hante et taraude sa vie ?

Tout un chacun a lu, a vu ou a entendu parler du commissaire Jules Maigret. Maigret est célèbre pour ces enquêtes. Dans les romans, les films et téléfilms qui retracent ses enquêtes, il y a toujours un personnage qui essaie de trouver une méthode à la démarche de Maigret.

Maigret répond ou bien fait comprendre qu'en fait il n'y a pas de « méthode Maigret ».

La méthode de Maigret, il ne faut pas la chercher dans le personnage et les actions du commissaire Jules Maigret, mais plutôt dans la vie et la démarche de son créateur, de son concepteur Georges Simenon.

George Simenon avait en fait une relation toute particulière avec les médecins et la médecine. Pourquoi ce rapport si étroit avec la médecine et ses praticiens ?

C'est ici un point fondamental que nous allons essayer d'explorer ensemble si vous le voulez bien.

Georges Simenon

Georges Simenon, Georges Joseph Christian Simenon naquit dans la nuit du jeudi 12 au vendredi 13 février 1903 à Liège, il décédera à Lausanne le 4 septembre 1989 à 86 ans. Une longue vie, une très longue vie durant laquelle il fut un auteur prolifique. Dans son œuvre, on retrouve de nombreux personnages médecins : généralistes, spécialistes, hospitaliers ou universitaires, « grands patrons » qui existaient à son époque et bien sûr des médecins légistes, qu'il va faire fréquenter par son personnage principal et essentiel : le commissaire Jules Maigret.

Maigret est essentiel, primordial, car il est Simenon et toute une sémiologie nous permet de poser ce diagnostic. Avec Maigret, Simenon s'écrit lui-même.

Georges Simenon est le premier fils de Désiré Simenon, comptable dans un bureau d'assurances, fils d'un chapelier et d'Henriette Brüll, employée dans le magasin L'Innovation, treizième enfant d'une famille d'abord aisée. Désiré et Henriette se marient le 22 avril 1902.

Sa mère a comme ascendant Gabriel Brüll qui était un paysan et un criminel de la bande des Verts-Boucs. Ceux-ci, à partir de 1726, vécurent de rapine et finirent pendus en septembre 1743 au gibet de Waubach dans le Limbourg. Cette ascendance marquera Simenon.

On retrouve l'histoire de sa naissance au début de son roman *Pedigree*.

Le 21 septembre 1906 naquit son frère Christian qui sera l'enfant préféré de sa mère. Il mourra à 41 ans en Indochine en 1947.

Perdre une sœur, un frère est terrible, c'est un des deuils les plus cruels. En perdant un frère, on perd son enfance. Quand son frère meurt, sa mère dit à Simenon survivant : « *C'est dommage que ce soit Christian qui soit mort*». Elle mourra à 91 ans sans n'avoir jamais ouvert un seul livre de Georges, ce qui le meurtrira fortement.

Ce malaise se retrouve dans *Pietr-le-Letton,* un roman policier de la série des Maigret probablement daté de septembre 1929 et dans *Le Fond de la bouteille,* roman policier qu'il écrira aux États-Unis, paru en 1949.

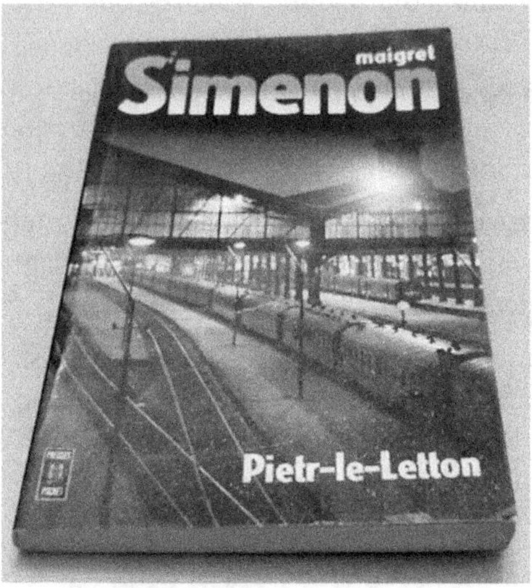

© *Photographie Jacques Jaume*

Un jour de l'année 1916 alors que Simenon n'a que 13 ans, le médecin de la famille, le Docteur Fischer, le fait appeler pour lui annoncer que son père n'a qu'une année à vivre, car il serait atteint d'une maladie cardiaque à l'issue inéluctable. Il va donc vivre l'horreur de pouvoir perdre son père à 14 ans. Il faut donc qu'il travaille et qu'il rentre dans la vie active. Cette révélation bouleverse le jeune Georges. En réalité c'est à 18 ans qu'il perdra son père, mort d'une angine de poitrine, après quatre longues années de prédeuil, un enfer qui va marquer à jamais Simenon.

En janvier 1919, Simenon est en conflit ouvert avec sa mère au sujet de son emploi. Il est seul. Il écrit : « *La seule chose qui compte dans une vie : une femme, des bambins, dans un cadre calme, solide, une maison de pierre, des meubles massifs, lourds* ». Il cherchera toute sa vie ce paradis, car sa vie ne sera pas simple.

Georges Simenon aura quatre enfants. Le premier, Marc, naîtra de son union avec Régine Renchon, sa première épouse dite Tigy. Ses trois autres enfants, Jean, Marie-Jo et Pierre seront issus de son mariage avec Denyse Ouimet.

En 1963 il s'installe à Epalinges, au nord de Lausanne, où il se fait construire une gigantesque maison. Sa femme, Denyse, sombre dans l'alcool et la dépression comme pareillement d'ailleurs sa fille Marie-Jo, elle quitte la maison, le laissant seul avec ses enfants.

À Lausanne en novembre 1972, Georges Simenon habite au huitième étage d'un immeuble de l'avenue des Figuiers, avant de se fixer dans sa « petite maison rose » où il vivra jusqu'à son décès le 4 septembre 1989.

En 1972, à soixante-neuf ans, Simenon renonce aux romans, mais continue à écrire sur lui-même, ce qu'il a fait en fait toute sa vie à travers ses personnages, comme avec Maigret.

C'est à la fois la fin de George Simenon et de Jules Maigret, mais la tragédie de leur vie va devenir un mythe éternel.

Il rédige alors une longue autobiographie de 21 volumes, dictant ses mémoires sur un petit magnétophone. Ce sont *Les Dictées*, un recueil de 21 dictées autobiographiques de Georges Simenon. Elles sont à lire et sont décrites comme « une autobiographie sentimentale ».

En 1978, sa fille Marie-Jo se suicide, d'une balle de revolver dans la poitrine à l'âge de vingt-cinq ans. C'est un drame, son drame qui l'endeuille durant toutes ses dernières années.

Marie-Jo Simenon, née le 23 février 1953 dans le Connecticut, États-Unis, était actrice. Elle est connue pour *Nada* (1974), *La race des seigneurs* (1974) et *Que la fête commence* (1975). Elle est morte le 19 mai 1978 à Paris.

Georges Simenon va rédiger un ouvrage à Lausanne, 12 avenue des Figuiers, de février à novembre 1980, révisé en février et mars 1981. Il a soixante-dix-huit ans. Il va, dans cet écrit, dérouler une dernière fois, à l'envers, le fil de sa vie et se remettre encore en question. On croyait qu'il avait tout dit. Pas du tout. Il gardait quelques images de son passé pour lui.

Le manuscrit est un autographe à l'encre avec des paginations multiples (au total 574 feuillets répartis dans 12 cahiers). Il existe des corrections peu nombreuses, réalisées en cours d'écriture. La dactylographie faisant suite au manuscrit est répartie en 12 volumes dont le découpage ne correspond pas toujours exactement à celui du manuscrit. Le manuscrit est conservé dans une collection privée et il existe une photocopie au Fonds Simenon à Liège.

Le livre est achevé d'imprimer en octobre 1981 à Paris aux Presses de la Cité : *Mémoires intimes suivis du Livre de Marie-Jo.* C'est une œuvre autobiographique de l'auteur. Cet écrit est un hommage de Georges Simenon à sa fille. Dans ce livre il rassemble des lettres, des poèmes et des cassettes qu'elle lui a adressés.

La lecture des *Mémoires intimes* met mal à l'aise et engendre des émotions antinomiques. S'agit-il d'un éloge de tendresse et d'affection élevé par un père à la mémoire de sa fille ? D'un acte d'amour ? S'agit-il d'un règlement de compte de l'écrivain avec son passé ? Se venge-t-il de sa femme Denyse Ouimet dont il est divorcé ? Est-ce la confession regrettable, voire déplaisante, d'un vieil homme se complaisant à se dévêtir psychologiquement, sentimentalement, sexuellement ? Tout y est dit et l'on y retrouve la mise en scène de Georges Simenon concernant son personnage d'auteur.

Simenon a voulu se mettre à nu. Il y évoque toute sa vie, qu'il raconte à Marie-Jo et à ses trois fils, Marc, Johnny et Pierre.

« Ton livre, ma petite-fille, que tu as tant souhaité écrire et que tu as écrit et parfois chanté à ta manière, toujours tendre, parfois gaie, souvent douloureuse. Je tiens aujourd'hui ma promesse de le publier. Dad. »

Denyse Simenon-Ouimet, épouse de Simenon, fait retirer l'édition originale d'octobre 1981 du commerce et des passages sont supprimés, 31 lignes en tout, dont 25 de Marie-Jo elle-même, après une décision judiciaire du 9 novembre 1981 du tribunal de Grande Instance de Paris. Une réédition faisant suite à cette décision judiciaire du 9 novembre 1981 sera publiée. Elle est achevée d'imprimer en novembre 1981 à Paris aux Presses de la Cité.

Le 27 novembre 1981, Antenne 2 (France) diffuse un *Apostrophe* spécial Simenon, entièrement consacré à l'auteur et à ses *Mémoires intimes*, enregistré par Bernard Pivot chez Simenon à Lausanne.

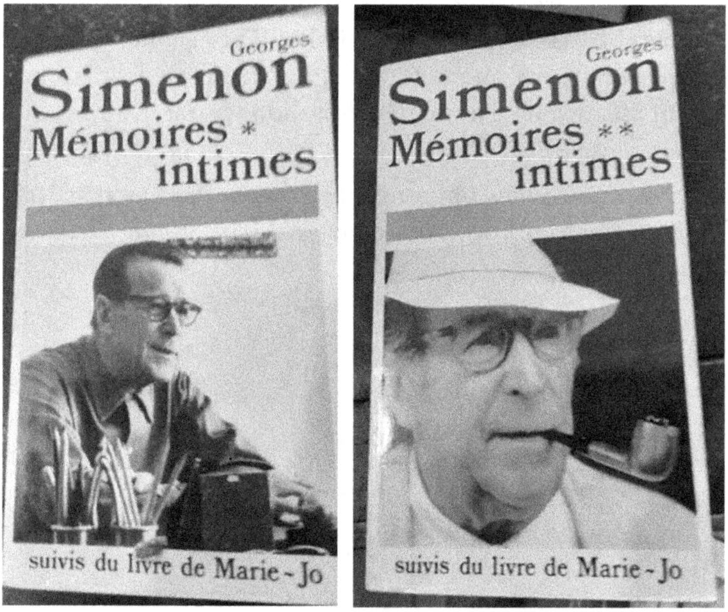

© Photographies Jacques Jaume

À l'aube du 4 septembre 1989, âgé de quatre-vingt-six ans, Georges Simenon s'éteint à son domicile lausannois ; son corps est incinéré le 6 septembre. La nuit même, Teresa Sburelin, sa compagne disperse ses cendres sur l'herbe du jardin dans l'ombre du cèdre du Liban, les mêlant à celles de sa fille.

Nous l'avons dit, Simenon a été un romancier, un écrivain extrêmement prolifique. Il a écrit par exemple : *Les Dossiers de l'Agence O*, un recueil de nouvelles paru en 1943, *L'Escalier de fer*, un roman policier, paru en 1953, *L'Enterrement de monsieur Bouvet* un autre roman policier publié en 1950, *Les Fantômes du chapelier*, un roman policier paru en 1949. Simenon n'est donc pas que Maigret.

Au total, Georges Simenon a écrit sous son propre nom 192 romans, dont 75 Maigret et 117 romans qu'il appelait ses « romans durs », 158 nouvelles, plusieurs œuvres autobiographiques et de nombreux articles et reportages. Insatiable voyageur, il fut élu membre de l'Académie royale de Belgique. Il est le quatrième auteur francophone le plus traduit dans le monde. Durant sa carrière, il a usé de 27 pseudonymes.

Je citerai également *Le Petit Docteur*, un recueil paru en 1943 de treize nouvelles qui ont pour héros le Docteur Jean Dollent, médecin de campagne à Marsilly en Charente-Maritime.

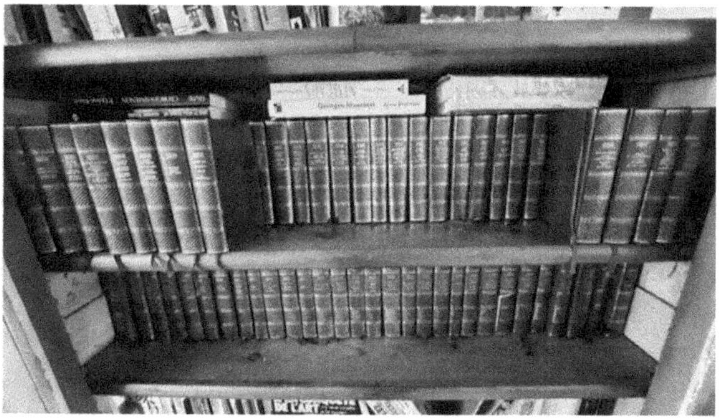

La présente édition des Œuvres complètes *de Georges Simenon a été établie par Gilbert Sigaux, Éditions Rencontre, Lausanne 1967-1973. Reliures éditoriales en Skyvertex bleu.*

L'écriture salvatrice

Seul, éperdument seul, Simenon a besoin de se dire, de se raconter pour mieux supporter sa solitude et ses angoisses, notamment ses angoisses de mort à la suite de ce jour où il a appris la possible finitude de son père.

Comme beaucoup, pour se soigner, il écrit, il crée des personnages et des situations. Il se crée un personnage d'écrivain, un personnage d'auteur comme certains se créent un personnage d'animateur de radio. Ce personnage, le personnage que se confectionne de lui-même Georges Simenon, se retrouve dans cet « homme aux dix mille femmes » qu'il prétend être et que tout le monde comprend que cela ne peut être. En fait, il ne sera marqué que par sa mère, ses deux épouses et surtout par sa fille.

L'évocation du séducteur insatiable, pour ne pas dire pathologique, fait partie des ramures de son personnage d'écrivain au même titre que l'a fait avant lui Giacomo Casanova dont il faut absolument lire les mémoires : *Les Mémoires de ma vie*. Casanova a soixante-quatre ans lorsqu'il entreprend de les rédiger, nous sommes en 1789, il nous fait surtout vivre la douceur d'un passé que la Révolution française vient d'abolir. Ces descriptions d'une précision absolue montrent que le récit est purement littéraire, bien que l'Histoire de ce temps s'y retrouve.

Les grands auteurs sont souvent très meurtris. Marcel Pagnol en est aussi un exemple. Il est le fils de Joseph Pagnol, instituteur à Aubagne, laïque et républicain et d'Augustine Pauline Henriette Lansot, couturière à la santé fragile et catholique, un véritable dualisme à l'époque. Ils se marient le 28 décembre 1893. Marcel Pagnol sera l'aîné de trois autres enfants : Paul, né en 1898, qui meurt le 28 juillet 1932 (atteint d'une maladie épileptique grave, il succombera lors d'une opération), Germaine, née en 1902, et René, né en 1909. Un frère aîné, Maurice, né le 2 avril 1894 et mort le 18 août de la même année, ne sera jamais mentionné dans l'histoire familiale. Maurice aurait été conçu cinq mois avant le mariage de ses parents. Nous comprenons mieux ainsi les pièces de Pagnol : *Marius, Fanny et César.*

Marcel Pagnol est né le 28 février 1895 à Aubagne, soit six mois après la mort de son frère aîné. Sa mère restera à jamais en deuil de cet enfant. Était-elle culpabilisée de la date de sa conception ? Un deuil d'enfant ne se fait jamais. Était-ce ce chagrin qui fragilisera sa santé et la fera mourir le 16 juin 1910, à l'âge de trente-six ans ? C'est là, le second drame de cette famille. Marcel n'a que quinze ans à la mort de sa mère avec qui il entretenait une relation fusionnelle, il nous dit dans La Gloire de mon père : « *L'âge d'Augustine c'était le mien, parce que ma mère c'était moi* ». Après le décès de sa mère Augustine, son père se remarie avec Madeleine Julien en 1912 qu'il avait en engagé pour s'occuper du ménage. Elle n'a que huit ans de plus que Marcel, qui l'accepte mal et se brouille avec son père.

Il suffit de regarder les films *Marius* et *Fanny* réalisés par Daniel Auteuil, magnifiquement interprétés, sortis le même jour en juillet 2013, pour se rendre compte des bouleversements qu'a subis et vécus Pagnol.

Michel Audiard (1920-1985) est aussi un autre exemple de ces auteurs meurtri. Il naît en fait Paul Michel Audiard dont on ne connaît pas le père, il porte le nom de sa mère Juliette Angèle Lucie Audiard et sera élevé dans le quartier populaire du 14e arrondissement de Paris par son parrain. Michel Audiard découvre la littérature et le cinéma avec Rimbaud, Proust ou encore Céline. En 1978, il livre un roman : *La nuit, le jour, et toutes les autres nuits.* Il crée un style basé sur le parler très français de la raillerie du peuple parisien. Il devient le génie des dialogues de films qu'il élève au rang d'un art unique. Beaucoup, jeunes ou moins jeunes, connaissent ses dialogues par cœur.

Le 19 janvier 1975, il est accablé par la mort de l'un de ses fils, François, tué dans un accident de voiture. Il ne quittera plus une profonde tristesse qui donnera à son œuvre une obscure intonation.

Simenon et les médecins

Revenons à Simenon : il a envisagé d'entreprendre des études médicales. Il est un médecin contrarié, inavoué, empêché.

Nous savons qu'il a fréquenté l'hôpital de Bavière tout proche de son domicile lorsqu'il était enfant de chœur et qu'il accompagnait l'aumônier, distribuant aux mourants le sacrement des malades.

Simenon a côtoyé nombre de médecins auprès desquels il n'hésitait pas à se documenter sur les maladies et les malades. Tout au long de sa vie, il s'est constitué une importante bibliothèque médicale, source d'une documentation fréquemment consultée. Deux professeurs de l'École de médecine liégeoise furent proches du romancier : le fondateur de la Revue médicale de Liège, le Professeur Lucien Brüll, qui était son cousin germain et le Professeur Fernand Orban, chirurgien qui fut son condisciple de collège.

Dans une lettre datée du 9 mai 1985 répondant à un courrier du Professeur Pierre Lefebvre de Liège, qui l'interrogeait sur ses relations avec les médecins, l'hôpital et la maladie, Georges Simenon écrit :

« *J'ai connu beaucoup de médecins dans ma vie, dans de nombreux pays. Des médecins de campagne, des médecins d'hôpitaux, ce qu'on appelle des grands patrons ou des mandarins, et enfin ce qu'on pourrait appeler des médecins mondains* ».

Je vais aussi citer Laurent Démoulin dans *Simenon et la médecine : un lien étroit et complexe* lors des journées de Liège des 22 et 23 mai 2015 :

« *Les liens qui se sont noués entre l'écrivain Georges Simenon, la médecine et les médecins sont nombreux, pluriels et déjà souvent étudiés. Plus d'un article s'est déjà penché sur cette question, qui a même suscité des thèses et des mémoires universitaires. Il s'agit en effet d'un sujet riche et complexe, qui ne sera abordé ici que de façon succincte et réductrice. Pour voir clair dans la masse des faits, sans doute faut-il d'abord souligner que la relation est à double sens : elle va de Simenon vers les médecins et des médecins vers Simenon »*

George Simenon a toujours compté des médecins parmi ses amis proches, comme il l'écrit dans *Mémoires intimes* : « *Je crois surtout aux médecins, car j'en ai connu beaucoup. Aux quatre coins du monde où j'ai vécu, mes amis les plus chers étaient des médecins* ».

Dans sa lettre du 9 mai 1985 adressée au Professeur Pierre Lefebvre, il écrit : « *Reste ce qu'on appelle les vrais médecins, qui sont souvent d'humbles médecins de campagne et qui n'hésitent pas à se relever trois fois la nuit en plein hiver pour parcourir des kilomètres vers une ferme isolée. Restent aussi, et peut-être sont-ce les plus nombreux tout au moins je l'espère, ceux qui se considèrent comme voués à la santé ou tout au moins au bien-être physique de leurs malades. Il est cependant dommage que dans certains pays, les médecins, depuis quelques années, n'hésitent pas à se mettre en grève, comme si, pendant ces journées-là, la maladie faisait grève aussi. Comme vous le voyez, le profil du médecin, dans mon esprit n'est pas un profil unique, mais multiforme.* »

Nous pourrions nous questionner sur ce que penserait Georges Simenon de la médecine française actuelle.

Si nous nous intéressons à la répartition des personnages médicaux dans l'œuvre de Simenon : près de deux tiers sont des généralistes, trente-neuf sont des médecins dits « grands patrons » ou des professeurs d'université, sans oublier évidemment les médecins légistes, au nombre de dix-sept. Les professions médicales et paramédicales sont également fréquentes dans l'œuvre du romancier.

Les personnalités médicales sont souvent présentées sous un angle valorisant : probité professionnelle, connaissance scientifique voire référence morale. Il existe cependant des exceptions.

Parmi les médecins proches de Maigret, nous retrouvons le Docteur Pardon, médecin généraliste, cela ne s'invente pas. Beaucoup de romanciers jouent avec les noms de leurs personnages. Je connais dans un roman, le propriétaire d'une écurie qui s'occupe du cheval d'un médecin nîmois qui se nomme Hippolyte. Le Docteur Pardon est l'ami et le confident du commissaire Maigret. Les Pardon et les Maigret se voient régulièrement le soir pour dîner. Ils échangent des confidences sur leur vie professionnelle pendant que les épouses conversent. Nous oublions, ici, avec Simenon, que ces deux professions sont tenues à une certaine discrétion. Cette relation intime argumente ma thèse que Maigret réalise des enquêtes policières à la manière d'un diagnostic médical et que Maigret est Simenon.

Un autre personnage récurrent chez Maigret est le Docteur Paul, médecin légiste, il est l'homme de la certification scientifique dont a besoin Simenon.

Les personnages de « grands patrons » apparaissent d'une façon surprenante par leur fréquence. Parmi eux, le Professeur Chabot, professeur de gynécologie et aussi, comme cela était fréquent à l'époque de Simenon, directeur de deux cliniques. Il tangente ce que l'on appelle aujourd'hui le burnout qui n'existait pas au temps de Simenon. Son épuisement, engendré par le caractère ordinaire et coutumier de sa vie professionnelle et familiale, va générer une brève aventure avec une garde-malade de son service et il deviendra meurtrier au terme d'un long et angoissant cheminement, véritable équivalent suicidaire professionnel, aboutissement d'un burnout, qui est en fait un état dépressif.

L'humiliation, l'exclusion sociale dont peuvent souffrir les personnages de Simenon et tout ce qui est terrifiant pour eux sont évoqués par Simenon comme s'il s'identifiait à eux.

L'exclusion du Docteur Kupérus dans *L'assassin* en est la preuve. Dans une petite ville de province, le Docteur Kupérus, médecin et notable, apprend par une lettre anonyme que sa femme le trompe avec un homme, le sieur Schutter, avocat respecté et envié, que fréquente régulièrement Kupérus au cercle dont ils font partie tous deux. Sa décision prise,

Kupérus décide de tuer sa femme, son amant et de faire disparaître les corps. Le docteur, se sentant de plus en plus seul, exige de sa bonne, Neel, qu'elle devienne sa maîtresse. Alors, va commencer tout un jeu de séduction/répulsion entre ces deux êtres, et parallèlement, en ville, la rumeur se fait de plus en plus forte quant à l'implication de Kupérus dans la mort de sa femme et de l'avocat.

Ce roman est bâti sur une trame simple, dans un style clair, impersonnel et sans fioriture. L'assassin, comme dans un bon nombre de ses romans, va à l'essentiel avec des mots simples, des phrases courtes avec comme priorité le récit et avant tout le récit.

Le roman de Simenon, *L'assassin,* se veut comme un témoignage ou un regard sur une microsociété qui se regarde vivre, où chaque personne épie ou envie une autre. La pression populaire y est si forte qu'elle finira finalement par l'emporter sur le personnage du médecin reclus et isolé qui ne peut se résoudre à quitter cette ville qui l'a condamné, mais à laquelle il se sent attaché. *L'assassin* est un roman qui fait intervenir le monde médical, il est à la fois troublant et très prenant, ses personnages sont tourmentés et captivants comme seul Simenon sait les décrire.

Simenon voulait être médecin, ne le pouvant pas, il ne crée pas un héros médecin, ce serait trop compliqué et cela l'exposerait trop. Il engendre donc un personnage policier qui va pratiquer des enquêtes à la manière d'un diagnostic médical, ou du moins à la manière de ce que Simenon croit être un diagnostic médical.

Jules Maigret est créé alors que Simenon n'a que vingt-six ans. Maigret va vivre et réaliser la médecine de Simenon.

Qu'est-ce que la démarche médicale ?

Actuellement, nous pouvons le constater, presque plus personne ne sait ce qu'est exactement un médecin (quel est son rôle ?). Nous pouvons rajouter aussi que personne ne sait précisément ce que sont les professions d'infirmier, aide-soignant, orthophoniste, kinésithérapeute. Je ne parle pas des multiples prises en charge psychothérapeutiques que réalisent les psychologues ou même certaines personnes qui se présentent comme thérapeutes.

Nous avons essentiellement besoin d'un médecin traitant pour être remboursés. Trop souvent les actes médicaux ne sont en fait que des démarches administratives qui ouvrent des droits, permettant par exemple de s'inscrire dans une association qui propose un sport… En effet, comme les patients le demandent : « il me faut » un certificat médical.

La démarche médicale est toute autre et les médecins, même s'ils ont un rôle central, ne sont pas les seuls à intervenir. Avant tout elle repose sur la plainte ou les plaintes d'un patient, de sa famille ou de son entourage et cela est fondamental.

La plainte d'un patient se compose de plusieurs éléments. Il y a d'abord ce qu'exprime le patient, c'est-à-dire le trouble qu'il ressent, l'anormalité de ce qu'il perçoit. La douleur ressentie est de loin la première cause de plainte. Mais la plainte ne peut être que le motif apparent du trouble du patient, le vrai motif étant caché, connu ou inconnu du patient. Nous parlons alors du motif de consultation qui est ce que le patient apporte comme demandes, plaintes ou symptômes. C'est la clé, l'entrée dans la relation entre le médecin et le patient. Les premières minutes de l'entrevue sont donc généralement consacrées à l'identification du motif de consultation du patient.

Selon certaines études, le nombre de motifs de consultation par séance est de 1,6 à 2,2. Donc le plus souvent un patient veut rencontrer un médecin pour plusieurs sujets et bien évidemment cela pose des problèmes. Le praticien doit donc individualiser la plainte du motif de consultation le plus important pour le patient, la plainte première et essayer de gérer au mieux les autres motifs de consultation. Il est nécessaire d'individualiser la plainte première afin que le patient ait l'impression d'être reconnu et pris en charge par le médecin.

Le recueil et l'analyse de la plainte première permettent de créer ce que l'on appelle la relation médecin-malade.

Ensuite, a lieu d'une manière plus poussée ce que l'on nomme l'interrogatoire du patient et en tout premier lieu l'anamnèse, c'est-à-dire l'histoire de la plainte, l'histoire de la maladie. C'est l'ensemble des renseignements fournis au médecin par le malade ou par son entourage sur l'histoire de la maladie ou les circonstances qui l'ont précédée. C'est obtenir des informations indicielles favorisant l'établissement d'un diagnostic. Le médecin convoque ou non la mémoire que possède le patient de sa propre histoire médicale, il augmente ou réduit les possibilités d'associer ce dernier à l'interprétation d'une symptomatologie.

Parmi les nombreux paramètres qui calibrent l'interrogatoire médical, l'anamnèse occupe une place fondamentale en ce qu'elle contient non seulement l'histoire médicale du patient, mais aussi les différents événements qui l'ont accompagnée. C'est une convocation du passé afin de disposer d'éléments historiques fournis par le patient, capables d'expliquer une pathologie présente. Du grec *ana* (remontée) et *mnémè* (souvenir), l'*anamnêsis* ou l'action de rappeler à la mémoire. L'anamnèse, considérée comme un aspect non négligeable de la prise en charge du patient, peut contribuer à faciliter l'émergence d'un diagnostic co-construit. En effet, une pathologie ne peut être envisagée en partant de rien, *ex nihilo,* mais elle interagit avec une situation personnelle et contextuelle nourrie de maints détails qui en éclairent les signes pour fournir une interprétation, de manière quasi archéologique.

La médecine emprunte une démarche épistémologique qui se caractérise par un accent mis sur des anomalies. Les signes somatiques de la médecine ont la spécificité d'être lisibles exclusivement sur les corps, mais ils peuvent être dits au sein du discours. Aucun signe n'étant par lui-même un index, un indice ou un symbole et n'étant qualifié comme tel que par un parcours interprétatif c'est-à-dire qu'il faut le fixer, qu'il devienne l'indicateur d'une pathologie possible dès lors qu'il se manifeste de manière anormale ou atypique et qu'il est repéré comme tel notamment lors d'une consultation.

Le médecin est l'interprète de cet indice, il lui affecte une valeur qui l'élève au rang d'étrangeté, d'anomalie. Mais ce qui peut constituer une anomalie dans un contexte donné peut ne plus l'être dès lors que ce dernier change. Il faut absolument que le médecin discerne les indices qu'il recueille.

Suite à l'interrogatoire et l'anamnèse sont recherchés, les antécédents du patient, personnels et familiaux. Un antécédent est un fait antérieur concernant la santé du patient qu'il est nécessaire de connaître pour mieux le prendre en charge. Il existe des antécédents médicaux, chirurgicaux, psychologiques, psychiatriques, toxicologiques comme la prise d'alcool ou de certaines drogues, des antécédents professionnels, sociaux, éducatifs, scolaires… Il est aussi souhaitable de recueillir les antécédents médicaux de la famille du patient et même pour être complet de son entourage immédiat. C'est un exposé dans lequel sont consignés les maladies et les problèmes de santé dont le patient et les membres de sa famille ont souffert ou souffrent actuellement. Avoir un père ou une mère décédée d'un cancer n'est pas anodin.

Faisant suite aux antécédents, il y a le recueil socioprofessionnel du patient, ses démarches de travail, sa situation dans le monde du travail ou pas comme pour les retraités passifs ou actifs. La spécificité de l'activité professionnelle est fondamentale. Un ouvrier n'a pas eu la même vie qu'un cadre, qu'un enseignant ou qu'un agriculteur.

Le contexte familial est aussi abordé : célibataire, marié, veuvage, vie en couple de même sexe ou différent, la présence ou pas d'enfants, de petits-enfants. L'existence de deuils, de possibles deuils pathologiques.

Toutes ces démarches de questionnement sont essentielles au bon déroulement de la démarche médicale pour essayer d'établir un bon diagnostic, un diagnostic juste sur lequel débouchera une thérapeutique.

On peut aussi définir la démarche médicale ainsi :

« *La démarche médicale, réalisée en début de consultation, constitue donc une interaction complexe mettant en jeu pragmatisme du dialogue et convocation de modalités de communication non verbale et arrière-plans complexes où sont convoqués anamnèse, mais aussi soubassements psychologiques dans lesquels différents types de stratégies entrent en jeu.* »[2]

Actuellement certaines personnes trouvent cette démarche beaucoup trop « intrusive » comme on aime à le dire aujourd'hui. C'est une erreur importante de leur part. Ces questionnements où participe pleinement le patient en toute liberté sont essentiels et nécessaires. Ils ne sont pas intrusifs, mais veulent rechercher l'indice, on pourrait dire qu'ils sont indiciels. Ils ne doivent pas être inducteurs.

Ce rejet et cette dénomination de l'intrusif font que les médecins peuvent se retenir de poser les bonnes questions, surtout si elles sont intimes comme sur la sexualité. Un interrogatoire incomplet peut rendre difficile un bon diagnostic.

La confiance que fait le patient en se livrant pleinement est garantie par le secret médical. Il nous faut rappeler que le

---

2 *Le rôle de l'anamnèse dans la co-construction du diagnostic - The role of anamnesis in the co-construction of the diagnosis* Viviane Huys - Université de Bordeaux, MICA.

secret médical n'est pas n'importe quel secret : en plus d'être un secret professionnel, il est absolu c'est-à-dire qu'à part quelques circonstances comme des brutalités et sévices à un mineur, le médecin n'a pas le droit de le dévoiler même devant le juge et non plus à un confrère. Le secret médical s'impose aux autres médecins sauf pour le bien du patient, dans une démarche de prise en charge et de projet de soins communs entre les médecins. Beaucoup trop de médecins pensent que parce qu'ils sont médecins, ils ont le droit de savoir. Ils se trompent.

Le secret médical, à l'inverse du secret professionnel qui peut être rompu par exemple devant les forces de l'ordre lors d'une enquête, devant l'administration fiscale ou devant un juge, lui, ne peut être révélé sauf pour le bien du patient et pour une question de survie.

L'opposition de l'absolu du secret médical peut mettre le praticien dans l'embarras, car le juge par exemple si on lui oppose ce secret peut poursuivre le médecin pour entrave à la justice. Même le patient concerné ne peut lever le secret médical, le médecin doit mourir avec ce qu'il sait sur un patient et ne jamais le révéler sinon il est grandement condamnable. C'est une prérogative et une immense contrainte baignée d'une immense solitude du médecin, mais c'est un des prix à payer pour être médecin. Les patients avançant l'intrusivité des questions qui leur sont posées peuvent donc être rassurés.

À la suite de cette partie de la démarche médicale qui se fait à deux : le patient et le praticien, la suivante n'est réalisée que par le médecin, mais auquel bien évidemment le patient prend part et conserve toute sa place. Le patient ne devient pas une « chose » », il est au contraire le centre de l'intérêt du praticien. C'est l'examen clinique qui se compose de quatre temps.

Il s'agit d'abord de l'inspection. En médecine, l'inspection désigne un des quatre temps principaux de l'examen clinique, avec la palpation, la percussion et l'auscultation. L'inspection est donc le premier temps de cet examen qui consiste simplement pour le médecin à observer le patient, à recueillir des signes et indices qui pourraient l'aider dans sa démarche médicale comme une pâleur, une rougeur, un amaigrissement, un surpoids… L'inspection fait intervenir la vue du praticien, l'audition pour recueillir les bruits et intonations du patient, l'olfaction pour saisir les bonnes ou mauvaises odeurs du patient. L'inspection doit faire intervenir l'ensemble des sens du médecin pour qu'il soit en harmonie avec son patient avec et dans ce qu'il est et pour récolter des signes importants.

Cette compétence fait que le médecin, même en dehors de sa pratique, est amené à faire des diagnostics comme cela arrive avec des toux ou des essoufflements. Il doit alors bien évidemment garder le secret de ses découvertes et n'en parler qu'à la personne concernée s'il pense que cela peut lui être utile.

Faisant suite à l'inspection, premier temps des quatre temps de l'examen, le médecin va continuer sa démarche médicale par la palpation : le médecin touche et palpe certaines parties du corps. Il doit être un expert en anatomie et en anatomie du vivant, car il existe des différences entre anatomie du cadavre et anatomie du vivant qui est en quelque sorte mobile.

L'étudiant doit apprendre à percevoir en profondeur les caractéristiques du corps humain. Il peut le faire par des exercices pratiqués sur lui-même, par des exercices pratiqués sur d'autres étudiants ou des patients, au moyen d'exercices simples visant par exemple à identifier des formes cachées sous des matériaux de textures différentes. Par des exercices plus complexes de simulation.

La palpation est l'un des moyens exploratoires du corps humain. La palpation fait partie des moyens de « diagnostic in vivo ». Elle est particulièrement utile chez le nourrisson, le jeune enfant avec les précautions de sécurité nécessaires et indispensables, chez la personne inconsciente ou ne pouvant expliquer ce qu'elle ressent. Chez la femme enceinte, à partir d'un certain âge du fœtus, elle permet au médecin d'évaluer la position du fœtus, sa tonicité, ses mensurations avec, précisons-le, une fiabilité moindre que celle de l'échographie.

Son histoire ancienne est mal connue, mais les techniques de palpation remontent probablement à la haute antiquité, voire à la préhistoire. Elles sont présentes dans toutes les médecines traditionnelles, sur tous les continents. En acupuncture, il existe une palpation des pouls qui était connue en Occident et qui provient de la médecine grecque. Les techniques de palpation ont récemment été approfondies par certaines pratiques médicales, dont la médecine manuelle, la médecine sportive, ainsi que par la thérapie par le massage.

Avec la percussion : le médecin recherche des bruits anormaux en tapant par exemple à l'arrière du dos. La percussion, en médecine, est une technique utilisant l'analyse de la tonalité du son produit par la percussion douce, effectuée par le médecin, de différents endroits du corps d'un patient comme le thorax et l'abdomen. Cette méthode ancestrale était employée par les vignerons pour distinguer les tonneaux pleins des vides ou même pour estimer le volume de leur contenu.

Leopold Auenbrugger, médecin autrichien (1722-1809) eut le premier l'idée de son application en médecine. Puis Jean-Nicolas Corvisart, médecin de Napoléon Bonaparte, traduisit ses travaux. Puis, Pierre Adolphe Piorry et Joseph Škoda ont affiné et diffusé la sémiologie de la percussion dans les affections cardiaques et pulmonaires.

Il y a deux manières de percuter : la percussion immédiate qui consiste à frapper directement avec l'extrémité des doigts recourbés une zone du corps et la percussion médiate qui se pratique avec le majeur d'une main qui frappe celui de l'autre main appliquée en regard de la zone du corps à examiner.

Enfin l'auscultation est la partie de l'examen clinique qui consiste à écouter, à l'aide d'un stéthoscope (auscultation médiate) ou simplement l'oreille posée sur un linge, sur le thorax du malade (auscultation immédiate), divers bruits produits par les organes du corps humain, notamment ceux émis par le cœur, les poumons, le tube digestif, les carotides et les artères fémorales. Cette méthode de diagnostic médical a été mise au point par René Laennec en 1816. Elle complète les autres moyens que nous venons de voir. Parfois le terme auscultation est utilisé abusivement, par erreur et il ne le faut pas, pour décrire un examen clinique.

Cet examen clinique peut être complété suivant les besoins et ce qu'il révèle par le toucher des orifices naturels, l'examen de la bouche et de la gorge, l'examen des conduits auditifs avec un otoscope. Par des examens s'appuyant sur une technologie comme la prise du poids, de la taille, des périmètres, la prise de température, de la tension artérielle. Il peut exister des examens particuliers comme des tests respiratoires, des examens des réflexes et de la sensibilité pour un examen neurologique, des examens de la vue de l'ouïe…

L'examen clinique réalisé minutieusement par le médecin clinicien va permettre d'individualiser des symptômes, du grec *sumpíptō*, se rencontrer. Ils sont des signes qui représentent une ou des manifestations d'une maladie, tels qu'ils sont observés chez un patient. En général, pour une pathologie donnée, les symptômes sont multiples. Parfois il peut ne pas y avoir de symptôme : la maladie ou le malade est dit dans ce cas asymptomatique. Parfois il n'y a que peu de symptômes : on parle alors de maladie ou de malade paucisymptomatique.

Inversement, un même symptôme peut très souvent être attribué à différentes maladies : on ne peut donc pas conclure automatiquement qu'un symptôme (par exemple, le mal de gorge) est dû à une maladie donnée (par exemple, la grippe) ; ce serait commettre le sophisme de l'affirmation du conséquent.

Un ensemble de symptômes constitue un syndrome. Le syndrome est donc un ensemble de signes cliniques, de symptômes qu'un patient est susceptible de présenter lors de certaines maladies ou bien dans des circonstances cliniques d'écart à la norme, pas nécessairement pathologiques. Le terme est issu du grec ancien, *sun* (avec) et *dromos* (course) ce qui en fait l'équivalent de concours de circonstances.

Le syndrome individualisé peut déjà faire évoquer une maladie c'est l'art du diagnostic du médecin, une véritable enquête policière à la Maigret qui ne l'oublions pas, avait commencé des études de médecine.

Pour confirmer l'hypothèse diagnostique, car nous n'en sommes qu'à une hypothèse, il faut réaliser des examens complémentaires qui vont prouver ou infirmer l'hypothèse diagnostique. Les examens complémentaires sont des examens qui permettent d'affiner un diagnostic ou de réaliser un bilan d'extension, c'est-à-dire de déterminer si des cellules cancéreuses par exemple se sont propagées dans d'autres endroits du corps.

Il en existe plusieurs sortes, dont les analyses biologiques (prise de sang, analyse d'urines, frottis, ponctions, biopsies…). Ces examens consistent à analyser en laboratoire ou au microscope des prélèvements provenant du corps humain. Les analyses de biologie moléculaire permettent la recherche d'altérations spécifiques au niveau des gènes ou des protéines dans les cellules cancéreuses.

Les techniques d'imagerie médicale : radiographie, échographie, résonance magnétique (IRM), CT-scanner… permettent de visualiser l'intérieur du corps de façon non invasive.

Les examens isotopiques (PET Scan ou TEP Tomographie par Émission de Positrons, scintigraphie osseuse…) consistent à injecter un produit légèrement radioactif (isotope) dans le corps humain. Ce produit se fixe dans certains organes et dans les zones à haute activité cellulaire, ce qui est notamment le cas des tumeurs cancéreuses. Une caméra, dont les capteurs sont sensibles au rayonnement radioactif, va ensuite enregistrer la répartition de l'isotope radioactif dans le corps ou dans certains organes. Une image de cette répartition sera générée par ordinateur.

Les techniques d'exploration médicale (endoscopie, fibroscopie…) consistent à introduire un système optique miniaturisé à l'intérieur d'un organe afin de l'examiner.

Sans oublier la chirurgie diagnostique où le chirurgien réalise une intervention pour faire un diagnostic.

Il est souvent nécessaire de combiner plusieurs examens complémentaires pour valider l'hypothèse et confirmer les résultats. Les uns ne prennent que quelques minutes, d'autres nécessitent une brève hospitalisation. Certains sont totalement indolores, quelques-uns sont inconfortables, voire plus ou moins douloureux. Dans tous les cas, les équipes médicales font leur possible pour en minimiser les inconvénients.

Après toute cette démarche médicale, un diagnostic peut être établi. Il ne faudra surtout pas se contenter de ce premier diagnostic et rester vigilant, le mettre en doute pour ne pas passer à côté de « quelque chose ». Le médecin peut alors évoquer une maladie. On peut alors envisager la thérapeutique, proposer un ou des traitements pour cette maladie et bien évidemment continuer à la surveiller et à surveiller le traitement.

Qu'est-ce que j'entends par « à la manière d'un diagnostic médical » ?

Simenon fait réaliser à Maigret des enquêtes policières à la manière d'un diagnostic médical, car nous l'avons signalé, Georges Simenon et son personnage Jules Maigret sont des médecins empêchés. Tous deux voulaient pratiquer la médecine, mais ne l'ont pas pu.

George Simenon a fait de Jules Maigret un médecin des âmes criminelles pour les démasquer. Sa méthode qu'il ne veut jamais dévoiler est en fait la méthode médicale qui aboutit au diagnostic d'une personne criminelle. George Simenon, le plus souvent, nous révèle le criminel comme le plus malheureux des protagonistes de ses histoires.

Si l'on relève point par point les principaux éléments que nous venons d'énumérer dans la description de la démarche médicale, nous pouvons nous rendre compte que Jules Maigret, lors de ses enquêtes, réalise le même schéma et qu'elles se déroulent à l'identique d'une démarche diagnostique.

Dans les nouvelles et les romans où Maigret est le héros, Simenon pose et décrit en premier lieu l'ambiance, le moment et les circonstances.

Maigret semble toujours être l'observateur de cette ambiance, des événements qui structurent peu à peu l'enquête qu'il va mener.

Pour cela Simenon a choisi un artifice littéraire subtil et délicat, il fait de son héros un personnage monobloc et stéréotypé auquel nous pouvons nous identifier. Nous devenons Maigret et nous accaparons son intelligence, son discernement et sa subtilité. Simenon nous fait devenir pertinent et perspicace.

De plus, Simenon nous renseigne sur l'interface qu'il vit en créant ses personnages :

« En écrivant un roman, je vois mes personnages et je les connais dans leurs moindres détails, y compris ceux que je ne décris pas. Comment un metteur en scène, un acteur pourraient-ils donner cette image qui n'existe qu'en moi ? Pas par mes descriptions, toujours brèves et sommaires, puisque je veux laisser au lecteur le soin de faire jouer sa propre imagination. » (Extrait de *Mémoires intimes*)

Murielle Wenger qui a beaucoup travaillé sur Jules Maigret et sur Simenon, nous trace merveilleusement le portrait de Maigret dans *Le visage de Maigret et ses interprétations* :

« Une pipe, un chapeau, un pardessus… Voilà, en trois traits, le personnage de Maigret dessiné par son créateur. Silhouette esquissée et sommaire, voulue telle par Simenon. Cette simplification fait la force du personnage, en lequel chaque lecteur peut projeter ses propres fantasmes. Elle permet aussi à tout acteur qui veut l'incarner de l'habiter avec sa propre chair, sa propre allure, ses propres tics. Mais c'est aussi ce qui en fait la difficulté d'interprétation, parce que le personnage doit rester crédible pour le spectateur, et l'acteur doit trouver un "créneau", un canal par lequel il peut capter l'attention, faire dire au spectateur : "c'est bien Maigret !". Certains pousseront plus du côté de la ressemblance physique (épaisseur de la silhouette), d'autres plus du côté de la ressemblance "morale", "intérieure" (empathie, compréhension de l'humain), et les meilleurs acteurs réussiront à allier les deux côtés. »

Simenon en 1963, quand Roger Stéphane l'interviewe dans le cadre de l'émission télévisée, *Portrait Souvenir*, nous donne sa vision de son héros :

« Maigret n'a pas l'air intelligent. Maigret n'est pas un homme intelligent. C'est un intuitif. Pas du tout celui qui a le regard aigu et qui voit immédiatement le petit détail. Je dirai même que, dans les tout premiers romans, il avait l'air presque bovin. C'était un type énorme, un peu pachyderme, qui se promenait, qui reniflait, qui tâtonnait […]. Autrement dit, c'est l'intuitif qui, extérieurement, n'a rien de malin. C'est ce qui, je crois, impressionne le plus les criminels […] Lorsque vous avez devant vous un monsieur qui ne réagit pas, un monsieur qui vous regarde lourdement avec l'air de s'embêter, qui fume sa pipe et semble vous considérer comme un insecte, c'est très difficile de réagir. Voilà une

première image de Maigret. Autrement dit, un homme très ordinaire en apparence, d'une intelligence ordinaire aussi, d'une culture moyenne, mais qui sait renifler les gens, renifler l'intérieur des gens. […] Lorsque Maigret arrive sur les lieux d'un crime, comment agit-il ? Vous le voyez généralement aller d'une pièce à l'autre, ouvrir un tiroir ou une poubelle, se promener, mais pas avec l'air de dire : Ah ! voici un indice… Pas du tout. Il a l'air de penser à autre chose. »

Simenon a voulu que Maigret ne reste physiquement qu'une esquisse. Une pipe, un chapeau, un pardessus représentant Maigret évoquent par des descriptions, toujours brèves et sommaires, Simenon. Il veut laisser au lecteur le soin de faire jouer sa propre imagination afin qu'il invente les « dessous » de Maigret et s'y identifie plus facilement.

La pipe, le chapeau et le pardessus de Maigret sont la blouse, le stéthoscope et le marteau à réflexes des médecins à l'hôpital et des médecins du temps de Simenon dans leur cabinet. La seule distinction, à l'hôpital lorsque j'étais interne, était que pour se différencier des externes et des patrons les internes relevaient le col de leur blouse en coton.

Simenon fait de Maigret un personnage intuitif avant tout. L'intuition est fréquemment analysée comme une tournure de connaissance et de compréhension immédiate, qui ne sollicite ni ne réclame de raisonnement. L'intelligence intuitive ou pensée intuitive signale une capacité exceptionnelle à concevoir, à saisir une situation et à repérer, à trouver une solution sans passer par un process analytique.

En pratique médicale, on évoque une « écoute planante » et bienveillante qui se veut empathie et écoute attentive du patient. On peut utiliser la narratologie, c'est-à-dire l'étude des structures narratives des textes littéraires ou d'autres formes de récit, qui est ici mise au service de l'analyse des paroles du patient.

Il existe aussi, la méthode d'écoute active, concept développé à partir des travaux du psychologue américain Carl Rogers[3] qui est utile dans toutes les formations nécessitant une interaction soignant/soigné.

La fiche *Écoute active* de la Haute Autorité de Santé sur l'écoute active dans un guide sur la simulation et la gestion des risques nous précise :

« L'objectif de l'écoute active, par exemple en situation d'annonce d'un dommage associé aux soins, est de créer un climat propice à l'expression du patient afin de l'aider à faire émerger et à exprimer au mieux son ressenti et ses questions à propos de l'événement indésirable et de son dévoilement. C'est l'une des premières étapes, essentielle dans la métabolisation de l'événement indésirable par le patient comme par les soignants. (...)

La capacité à rester "centré sur l'autre" est l'un des critères déterminants dans l'annonce d'un dommage associé aux soins, alors que le professionnel en charge de l'annonce ne sera pas, dans la plupart des cas, dans une position de neutralité. Pourtant, c'est la condition indispensable à la poursuite de la relation d'aide entre le professionnel et le patient. Ce passage délicat, où confiance et sérénité sont mises à l'épreuve, s'inscrit toujours dans un contexte et une histoire, avec un avant dont il faut tenir compte et un après dont il faut s'efforcer de préserver la qualité. »

C'est exactement ce que fait Maigret en se laissant porter par les événements, les comportements et les réactions des personnages qui l'entourent et qui prennent part à l'enquête qu'il mène.

Toutefois, bien qu'il écoute, il use d'un autre moyen pour subjuguer et amadouer ses interlocuteurs, ce qui le fait pénétrer au sein de leur intimité et du secret de leur psyché. Il se sert d'une gestuelle, d'une chorégraphie qui utilise sa pipe et la fumée produite comme d'un moyen d'hypnotiser ses locuteurs à la manière d'un pendule ou d'une montre à

---

[3] *Carl Rogers et le développement de l'Approche centrée sur la Personne*, ACP Pratique Recherche 2008/2 n° 8, pages 50 à 52

gousset, utilisée par certains hypnotiseurs. Il entoure ses « proies », les protagonistes de ses enquêtes qui sont tous au départ de potentiels suspects.

Maigret semble suivre le cheminement que nous avons précédemment décrit, à la manière d'une démarche de diagnostic médical. Il est attentif à la plainte, au motif de consultation des patients qui sont là les participants impliqués ou qui souffrent du crime dont il doit résoudre l'énigme. Il se crée non pas une relation entre le médecin et le patient, mais une relation entre l'enquêteur et les acteurs de la tragique situation. Il identifie le motif de plainte et de désarroi de ceux qui font appel à lui. Le commissaire doit donc individualiser la demande la plus importante pour le personnage : la plainte première. Se crée alors la relation non pas médecin-malade, mais policier-témoin ou policier-suspect.

L'interrogatoire pour Maigret est comme pour le médecin la recherche d'un diagnostic fondamental et primordial. En tout premier lieu l'anamnèse, l'histoire du drame et la place de ses acteurs, l'histoire du crime, meurtre ou assassinat.

Rappelons que le meurtre est un homicide volontaire accompli sans préméditation. Cette infraction pénale est considérée comme un assassinat si la préméditation est avérée, c'est l'infraction la plus grave. Un crime est une violation grave et sérieuse du droit. C'est un acte considéré comme injuste par la législation, pour lequel elle prévoit une punition. Maigret ne s'occupe que de crime de sang et non d'autres infractions.

L'anamnèse que réalise à tout coup Maigret occupe une place fondamentale en ce qu'elle contient non seulement l'histoire des protagonistes, mais aussi les différents événements qui l'ont accompagnée. Un crime peut être envisagé en partant de rien, *ex-nihilo* mais interagit avec une situation personnelle et contextuelle nourrie de maints détails qui en éclairent les signes pour fournir une interprétation, de manière quasi archéologique.

L'attitude de Maigret, comme celle du médecin, emprunte une démarche épistémologique qui se caractérise par l'accent mis sur les anomalies. Les signes visibles par le policier ont la spécificité d'être observables en situation et sur les scènes de crime, mais ils peuvent aussi être dits au sein d'un discours qui les explique. Le policier à la manière du médecin est l'interprète d'indices, il leur affecte une valeur qui les élève au rang d'étrangetés, d'anomalies.

Maigret ne se prive pas aussi d'explorer les antécédents des personnages, il recueille le contexte de leur milieu socio-professionnel ainsi que familial.

La démarche policière qui rejoint la démarche médicale est réalisée en début d'enquête comme en début de consultation. Elle constitue une interaction subtile qui met en jeu le dialogue, la communication non verbale et différentes stratégies.

Ce que le médecin réalise avec et par l'examen clinique, l'inspection, la palpation, la percussion et l'auscultation, Maigret le fait avec ses collaborateurs qui vont lui chercher des indices et des pistes qui le renseignent comme s'il examinait son malade.

En médecine, il peut exister des examens particuliers, tests respiratoires, examens des réflexes et de la sensibilité en neurologie, examens de la vue de l'ouïe… Avec Maigret, ces examens techniques seront faits par le service scientifique de la Police judiciaire et en tout premier lieu avec le médecin légiste que Maigret connaît bien.

L'examen clinique, l'examen policier de l'enquête réalisé minutieusement par le commissaire clinicien va permettre d'individualiser des « symptômes » qui entourent le crime réalisé et les examens complémentaires vont amener le divisionnaire au diagnostic de l'homicide et à son exécuteur.

Le motif et le criminel seront alors démasqués.

En nous faisant point par point, instant par instant participer à son diagnostic du crime et à la découverte de l'assassin Maigret, animé par Simenon, nous illusionne en nous faisant estimer que c'est nous qui avons trouvé les solutions et fait le diagnostic. Il est là le secret de la popularité et du succès des romans et nouvelles du commissaire Jules Maigret.

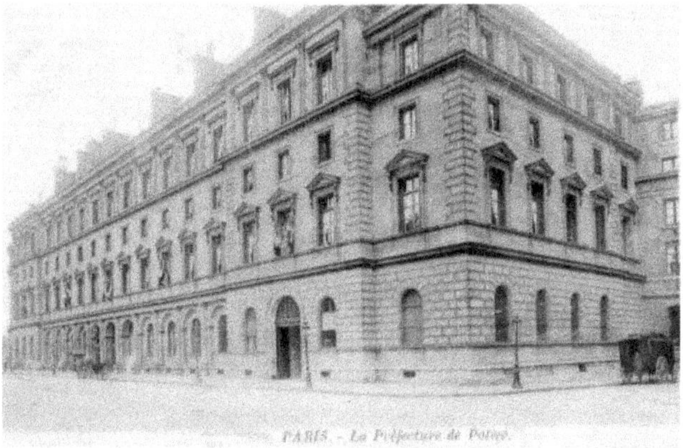

La Préfecture de Police de Paris vers 1880

Carte postale collection Jacques Jaume

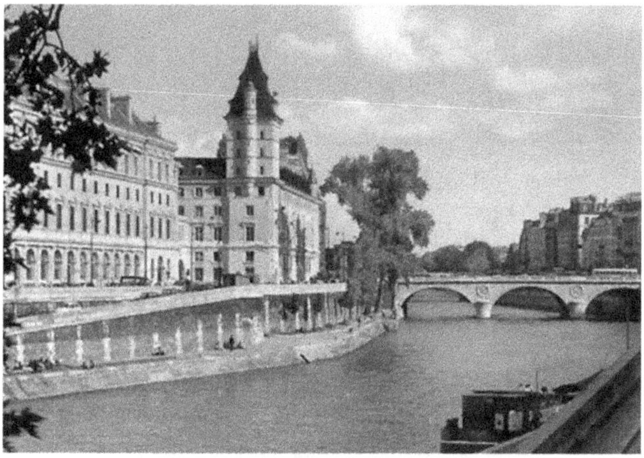

Le quai des Orfèvres, en bordure de la Seine sur l'île de la Cité, entre le pont Saint-Michel et le Pont-Neuf.

Carte postale collection Jacques Jaume

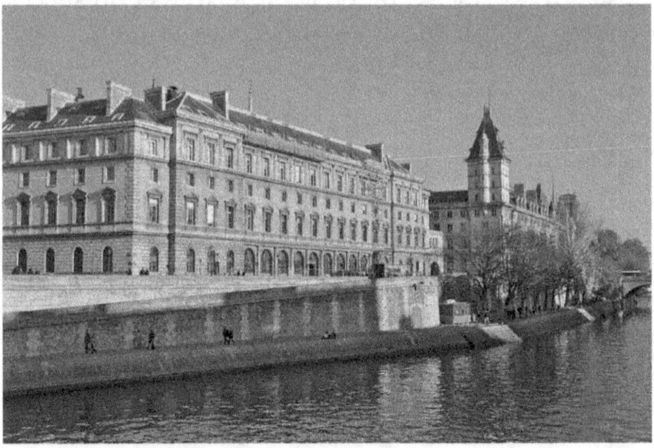

La « Tour Pointue », emblème du 36 quai des Orfèvres qui abrite les locaux rendus célèbres par Simenon, ancien siège de la Direction régionale de la Police judiciaire de Paris (1913 à 2017).

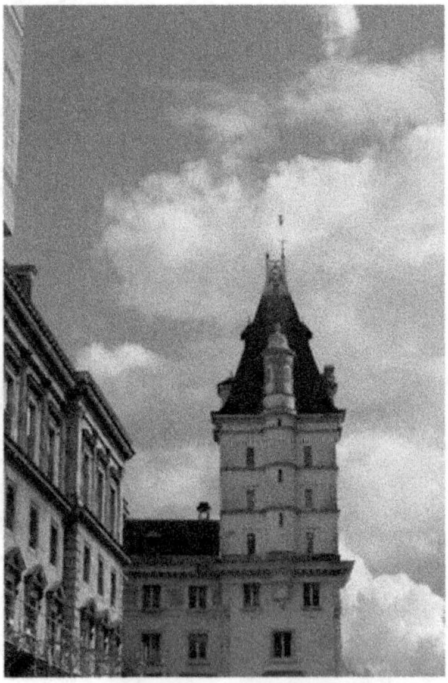

La « Tour Pointue » - Paris octobre 2024

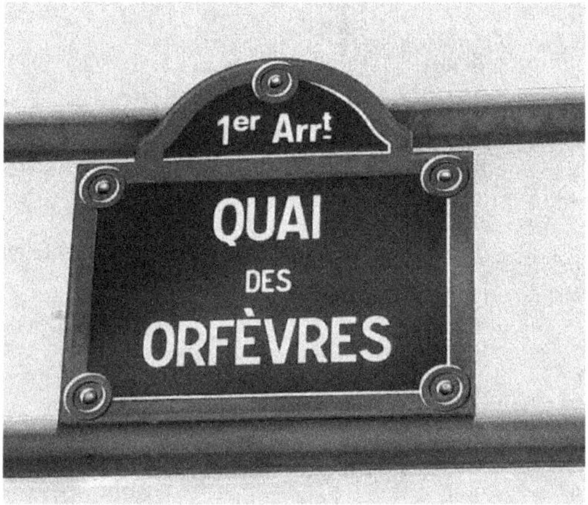

Une des plaques de rue du Quai des Orfèvres - Paris octobre 2024
© Photographie Jacques Jaume

Romans policiers et médecine

Il existe de nombreux héros de romans policiers historiques, comme le Frère Cadfael, d'Ellis Peters dans l'Angleterre du XIIe siècle. Des héros hors-la-loi comme Arsène Lupin, le gentleman cambrioleur de Maurice Leblanc. Des enquêteurs policiers comme l'inspecteur John Rebus, créé par Ian Rankin, en Écosse. Des détectives privés comme Hercule Poirot, détective privé belge et ancien policier, souvent accompagné du capitaine Arthur Hastings, d'Agatha Christie et de Sherlock Holmes, détective privé consultant, muni de son violon et de sa pipe, accompagné de son fidèle ami le Docteur Watson, tous deux inventés par Arthur Conan Doyle. Des détectives amateurs comme le père Brown créé par l'écrivain britannique Gilbert Keith Chesterton, qui figure dans 51 nouvelles et deux textes d'encadrement qui ouvrent et clôturent le recueil, *Le Secret du père Brown.*

Évoquons trois héros centraux de romans policiers et envisageons leur rapport avec la médecine.

FRÈRE CADFAEL est un personnage de fiction, un moine bénédictin gallois de l'abbaye bénédictine de Shrewsbury qui, elle, existe réellement, sous le nom de l'abbaye de Saint-Pierre et Saint-Paul. Le frère Cadfael est un ancien croisé créé par Ellis Peters (de son vrai nom Edith Pargeter) entre 1977 et 1994. Il est entré dans les ordres à son retour de croisade, à plus de quarante ans, ce qui en fait un homme expérimenté. Il exerce la fonction d'herboriste au sein de l'abbaye et fait également office de médecin, grâce à sa longue expérience des blessures de guerre, il conserve dans son *herbarium* des plantes inconnues alors en Angleterre, telles que le pavot. Bien évidement il nous rappelle Guillaume de Baskerville, le héros du roman d'Umberto Eco, *Le Nom de la rose.* La structuration de ses enquêtes est basée sur des déductions scientifiques qui n'existaient absolument pas au XIIe siècle, mais qui ravissent les lecteurs. On peut dire que Cadfael est un médecin moderne qui réalise des enquêtes à la manière d'un diagnostic médical au XIIe siècle.

HERCULE POIROT, lui, serait né le 22 janvier 1877, dans la région de Spa en Belgique. Il a grandi dans une famille pauvre, avec plusieurs frères et sœurs. C'est un enfant effacé et timide. Il devient détective une fois retraité de la police belge, où il a occupé les fonctions de chef de la Sûreté à Bruxelles. Ce personnage est créé par la romancière anglaise Agatha Christie. Durant la Première Guerre mondiale, la Belgique était occupée par les Allemands. Hercule Poirot blessé à une jambe sera évacué avec d'autres réfugiés dans la petite ville anglaise de Styles Saint Mary, où il résoudra sa première énigme connue.

Hercule Poirot dont on ne sait rien de sa famille est un homme malheureux en amour. Il est très seul. Il montre des traits de caractère : orgueilleux, fier de sa personne et de ses capacités intellectuelles, vaniteux, obséquieux, il se considère infaillible. Il présente un trait psychiatrique net, il est phobo-obsessionnel et expose cette pathologie dans sa tenue, dans le fait de relever les petits détails insignifiants pour tout un chacun qui sont parfaitement ordonnés, dans le fait qu'il ne touche pratiquement rien ni personne. Sa défense psychologique qu'exploite à merveille Agatha Christie est qu'il privilégie une approche psychologique du crime. Remarquons que pour lire Agatha Christie il faut se munir d'un crayon, de papier, d'un décimètre, d'un chronomètre… ce qui laisse à penser que l'autrice s'est projetée dans la psyché de son personnage, ce que font d'ailleurs tous les auteurs. La personnalité phobo-obsessionnelle de Poirot donne une ambiance toute particulière à ses enquêtes qui plongent le lecteur dans sa « névrose » qu'il lui fait partager. Pour calmer ses tensions obsessionnelles, il rassemble à la fin de chacune de ses enquêtes tous les protagonistes de l'histoire à la manière d'un jeu de rôle, il leur détaille minutieusement toutes les étapes de son enquête qu'il a par obsession méticuleusement rangées, dévoile les différentes hypothèses en désignant pour chaque cas envisagé un meurtrier possible, puis il finit par donner la solution finale qui en fait soulage ses tensions qui ont été mises à contribution pour résoudre le mystère.

C'est exactement ce que fait un médecin clinicien après l'examen clinique de son patient. Les médecins sont très souvent phobo-obsessionnels et c'est d'ailleurs pour cela qu'on les consulte, pour ce que les patients appellent leur « sérieux ».

SHERLOCK HOLMES, lui, est un détective privé britannique, personnage créé par Sir Arthur Conan Doyle dans le roman policier, *Une étude en rouge* en 1887. Nous sommes avec Arthur Conan Doyle et ses personnages, là aussi, au cœur d'enquêtes à la manière d'un diagnostic médical.

Conan Doyle était docteur en médecine, devant des difficultés de début d'installation, il a commencé à écrire de ses personnages pour des raisons alimentaires. Les enquêtes de Sherlock Holmes sont narrées le plus souvent par le Docteur John ou James Watson, selon les romans, présenté comme le meilleur ami du détective et dans lesquelles il joue le plus souvent un rôle actif. Né en 1852, le Docteur Watson devient en 1878 docteur en médecine à l'université de Londres. Après une spécialisation en chirurgie au Royal Victoria Military Hospital de Netley, il débute une carrière de médecin militaire. Il est blessé à l'épaule par une balle lors de la bataille de Maiwand en juillet 1880, pendant la Seconde Guerre anglo-afghane. Watson sera sauvé de la mort par son ordonnance. Par la suite fortement malade, il est mis à la retraite et n'a une pension que de onze shillings et six pences par jour. Pour entre autres des raisons financières, il partage avec Holmes un appartement au 221 B Baker Street et devient son colocataire, appartement qu'il faut absolument aller visiter. Leur logeuse est une certaine Mme Hudson. On apprend dans *Le Signe des quatre,* le décès et l'alcoolisme de son frère. Conan Doyle pose dans ses écrits le couple Holmes-Watson relaté dans les quatre romans et les cinquante-six nouvelles qui forment ce qu'on appelle le canon, où Holmes est fréquemment accompagné du docteur Watson. Ce couple, car il s'agit véritablement d'un couple, utilise en partenariat la manière d'un diagnostic médical.

Quelles sont leurs relations ? C'est une relation en tout premier lieu de patient/médecin, mais en continu où Holmes tout en étant féru de médecine et de science est toxicomane, héroïnomane. On pourrait dire que Sherlock Holmes a le profil de ce que la psychiatrie définissait du temps où j'en étais un interne comme « maladie ou psychose maniaco-dépressive ». Il s'agit d'un trouble de l'humeur caractérisé par une succession d'épisodes maniaques et dépressifs. Sherlock Holmes est maniaque quand il est excité par une énigme à résoudre puis dépressif lorsque plus rien ne le stimule. Il soigne alors sa mélancolie par son addiction à l'héroïne. Il a aussi recours à la cocaïne (ainsi qu'occasionnellement à la morphine). Précisons que la consommation de ces produits était à l'époque parfaitement légale, même si tout aussi préjudiciable à la santé qu'aujourd'hui. Watson précise néanmoins : *« [Holmes] ne se tournait vers la drogue qu'en réaction à la monotonie de l'existence, lorsque les affaires étaient rares et les journaux sans intérêt. »* Il semble que, vers 1901, à la fin de la carrière de Holmes, suite à l'affaire du *Missing Three-Quarter,* Watson soit enfin parvenu à le dissuader de consommer de la drogue.

Que sait-on de Conan Doyle ? Il s'inspire des recherches de son temps. Jules Baillarger, en 1854, décrit la folie à double forme qui se caractérise par *« deux périodes régulières, l'une de dépression et l'autre d'excitation ».* Simultanément, Jean-Pierre Falret publie un article consacré à la folie circulaire. En 1889, Kraepelin, dans la sixième édition de son traité de psychiatrie, forge l'expression « maladie (folie) maniaco-dépressive » faisant la synthèse de travaux antérieurs. Le 28 février 1880, alors qu'il est en 3e année de médecine, Conan Doyle s'embarque comme officier de santé à bord du navire baleinier Hope. Après son diplôme de bachelier en médecine et de maître en chirurgie obtenu le 22 octobre 1881, l'autorisant à un exercice limité de la médecine générale, il sert quatre mois comme médecin de bord du bateau à vapeur à passagers SS Mayumba. En 1882, il s'associe avec un ancien camarade d'université, George Budd. Ils créent un cabinet médical à Plymouth. Leurs relations sont difficiles, comme souvent dans les associations, et Conan Doyle la quitte. C'est à Portsmouth en juin de cette même année qu'avec moins de 10 £ en poche, il ouvre son cabinet médical au 1 Bush Villas à Elm Grove, Southsea. Il est baigné par la psychiatrie de son temps et elle lui inspire la pathologie de son héros.

Avec la psychiatrie d'aujourd'hui et ses changements, nous évoquerions la pathologie de Holmes comme le syndrome d'Asperger avec une intelligence hors norme et des compétences exceptionnelles malgré un certain comportement asocial, des difficultés d'interactions sociales et de communication. Sont également présentes chez Holmes des difficultés à adapter son comportement au contexte social, une diminution de la réciprocité sociale et un intérêt réduit pour les amitiés. Le terme psychiatrique précis serait aujourd'hui « DSM-5 : trouble du spectre autistique (TSA) ». Sherlock Holmes est gravement malade et le Docteur Watson l'est tout autant, il reste en deuil de son père décédé, ainsi que très affecté par son frère alcoolique, il retrouve chez Holmes l'addiction à l'héroïne. La relation de ses deux malades tout en étant une relation patient-médecin crée un maillage qui impressionne le lecteur, l'hypnotise en le faisant pénétrer au cœur des nombreuses ambiguïtés des deux protagonistes des romans de Sir Arthur Conan Doyle qui à l'évidence s'y projette.

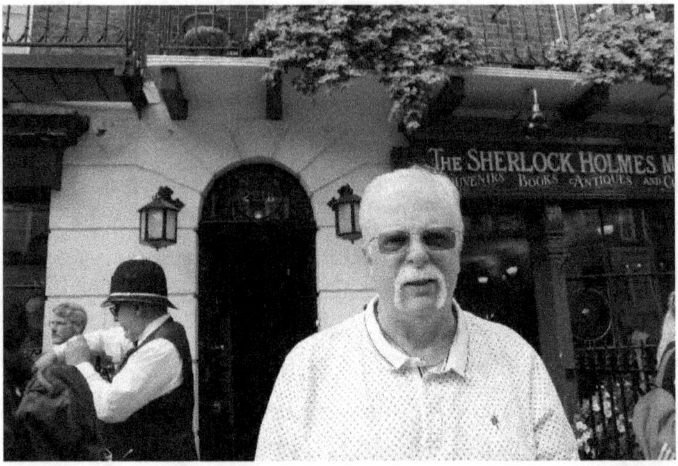

L'auteur au musée Sherlock Holmes 221B Baker Street – Londres août 2022 - © Photographie Jacques Jaume

Les histoires écrites par Sir Arthur Conan Doyle entre 1881 et 1904, des aventures du détective privé, Sherlock Holmes et du Docteur Watson les font résider au 221b Baker Street à Londres.

La maison correspondant à cette adresse était d'abord située au numéro 239 Baker Street, de style géorgien, elle fut construite en 1815 sur quatre étages. Cette demeure a été habitée jusqu'en 1936 et par la suite elle a été classée par le gouvernement sur la liste du patrimoine architectural et culturel pour finalement être renommée au n° 221b Baker Street approprié aux aventures de Sherlock Holmes. La petite maison a ensuite été transformée en musée dédié à la vie et à l'époque du détective Sherlock Holmes puis ouverte au public en 1990.

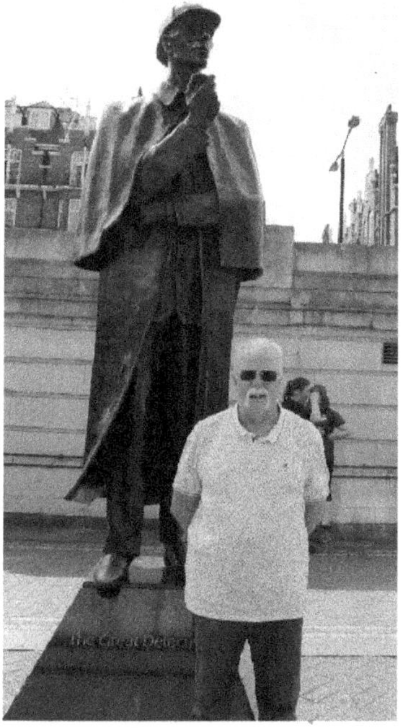

L'auteur tout près du musée Sherlock Holmes, devant la statue en bronze de John Doubleday - Londres août 2022 - © Photographie Jacques Jaume

Depuis 1999, une nouvelle statue vient occuper les trottoirs de Baker Street. Il s'agit d'une statue du détective privé Sherlock Holmes, haute de 4 mètres.

Je suis moi-même un auteur de romans policiers. Avec une coautrice, Nathalie Rivière, nous avons créé un personnage, le Docteur Philippe Langevin.

Philippe Langevin est médecin, il s'installe à la fin du XIXe siècle à Nîmes rue Richelieu et il va mener des enquêtes policières à Nîmes et dans sa région, mais toujours sur la base d'un sujet irrationnel et mystérieux comme les combustions humaines spontanées, les dames blanches, la lycanthropie. Dire que Simenon ne nous a pas influencés serait mentir.

Nous l'avons tous les deux beaucoup lu. Mais au contexte que j'appelle les enquêtes policières à la manière d'un diagnostic médical, nous avons ajouté de l'étrange comme l'hypnose, le secret des Templiers, la démonologie…

Georges Simenon est Jules Maigret

Est-ce que le personnage, Jules Maigret, commissaire de police au 36 quai des Orfèvres, à Paris, avec son ancienneté et son omniprésence dans le monde des enquêtes policières devenant une personne ayant vraiment existé se rapproche de son créateur et concepteur Georges Simenon ?

Je me propose de faire l'analyse de l'identification que réalise Simenon avec le commissaire Jules Maigret ce qui nous permettra de mieux connaître ce génie de la littérature française qu'était Georges Simenon.

Pour compléter mon analyse de l'identification que réalise Simenon avec Maigret, je vous invite à lire *Mémoires intimes* suivis du *Livre de Marie-Jo* de Georges Simenon, Presses de la Cité, 1981.

En mai 1978, un terrible drame brise la vie de Georges Simenon. Sa fille Marie-Jo, vingt-cinq ans, se suicide de l'avoir trop aimé. L'homme aux quelque deux cents romans, aux cinq cents millions de lecteurs, s'enferme et se tait. Jusqu'au jour où il décide de reprendre la plume pour s'adresser à sa fille :

« Je t'ai dit un jour, je crois même l'avoir écrit, qu'un être ne meurt pas tout à fait quand il reste bien vivant dans le cœur d'un autre. Or, tu es vivante en moi, si vivante que je t'écris et je te parle comme si tu allais me lire ou m'entendre (...) Ce livre ne sera pas mon livre, mais le tien. »

Il écrit aussi : *« Ma toute petite fille, je sais que tu es morte, et pourtant ce n'est pas la première fois que je t'écris... »*

Ce livre est ainsi résumé : *« Ce samedi 16 février 1980, Simenon, qui survit douloureusement à la mort de sa fille, qui n'écrit plus depuis près de dix ans, commence une ultime expérience d'écriture. Lui qui avait fait métier de la passion de comprendre, de son infinie curiosité, de la sympathie universelle qui l'amenait d'instinct à se placer au cœur des déchirements et des désastres individuels, décide une dernière fois de raconter, de se raconter pour tenter d'atteindre l'inaccessible vérité. »*

On peut également se rapprocher de *Simenon* par Pierre Assouline, Gallimard, 1998.

En 1931, Georges Simenon crée, sous son propre nom, le personnage du commissaire Maigret ; devenu mondialement connu, il prendra une place importante dans la mythologie du roman policier. Simenon rencontre immédiatement le succès, le cinéma s'intéresse dès le début à son œuvre et en particulier au personnage de Maigret. Les enquêtes du commissaire Maigret ont été adaptées à travers le monde, on compte plus de soixante-dix films pour le cinéma et plus de trois cent cinquante téléfilms.

Georges Simenon nous fait découvrir le personnage de Maigret à travers ses romans. C'est ici que Georges Simenon et Jules Maigret prennent leur place et leur importance dans mon écriture que vous suivez.

Jules Maigret naît en 1887 à Saint-Fiacre, dans l'Allier ; il perd très tôt sa mère, en 1895. Son père est régisseur du château de Saint-Fiacre. Il confie en 1902 l'orphelin à sa tante, boulangère à Nantes, avant de mourir prématurément lui aussi d'une pleurésie, deux ans plus tard.

Jules Maigret va entreprend des études de médecine, mais le décès de sa tante l'oblige à les interrompre. Il rejoint la capitale, où il envisage de devenir vendeur, mais un voisin de palier, l'inspecteur Jacquemain, lui propose d'entrer dans la police parisienne. Maigret est tout d'abord simple agent cycliste. Il est ensuite affecté à la surveillance de la voie publique, à la brigade des mœurs, au service des garnis, une façon, pour les autorités, de contrôler les déplacements des populations en mouvement. Cette préoccupation, on le sait, est fort ancienne ; les dispositions sont en place, pratiquement, dès le début du XVIIe siècle. La police désire contrôler à la fois les logeurs et les logés, le système repose sur deux éléments clés : l'obligation d'une déclaration, d'une part, la tenue d'un registre des clients, d'autre part. Maigret devient, en 1912, secrétaire du commissariat du quartier Saint-Georges, dans le 9e arrondissement.

Il épouse la même année Louise Léonard, une Alsacienne de Colmar élevée à Paris. Elle lui donne une petite fille, qui meurt en bas âge. Dans le personnage de Maigret, tout est là, dans la perte de sa fille. Il voulait être médecin pour soigner et sauver, mais la fatalité lui fait perdre son unique enfant, sa fille.

Le génie de Simenon est ici, au cœur de l'ambivalence d'une vie à jamais déchirée de ce père qui n'a pu sauver son enfant. Nous nous rendons bien compte de ce drame dans le film *Maigret,* un film franco-belge réalisé par Patrice Leconte, sorti en 2022. Il s'agit de l'adaptation cinématographique du roman *Maigret et la Jeune Morte* de Georges Simenon, publié en 1954, et mettant en scène Gérard Depardieu dans le rôle du commissaire Maigret où il est époustouflant.

Le jeune couple Maigret élit domicile au 21 place des Vosges, dans le 4e arrondissement, avant de s'installer 132 boulevard Richard-Lenoir dans le 11e arrondissement de Paris. Les Maigret y reçoivent leurs fidèles amis, le docteur Pardon et sa femme. Maigret et Simenon ne peuvent pas se passer de médecins. Épouse aimante, attentionnée et admirative, Louise lui prépare son plat favori, la blanquette de veau, et l'accompagne toutes les semaines au cinéma.

Maigret découvre le 36 quai des Orfèvres, lors de sa première enquête, en 1913. En 1917, il y est nommé inspecteur à la Brigade spéciale, avant de poursuivre sa carrière comme commissaire, commissaire divisionnaire, chef de la Brigade spéciale, entouré des inspecteurs Janvier, Lucas, Lapointe, Torrence, Lourtie, qu'il se plaît à appeler « mes enfants » et nous comprenons bien la substitution qu'opère Simenon. Il les retrouve régulièrement autour d'une bière à la Brasserie Dauphine, derrière le palais de Justice de Paris.

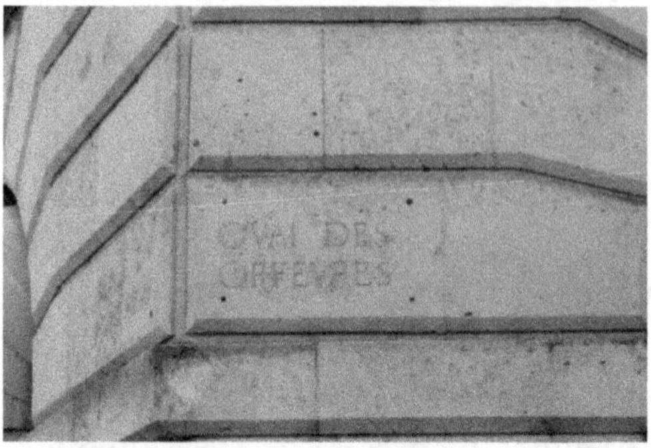

Une des plaques de rue Quai des Orfèvres - Paris octobre 2024 -
© Photographie Jacques Jaume

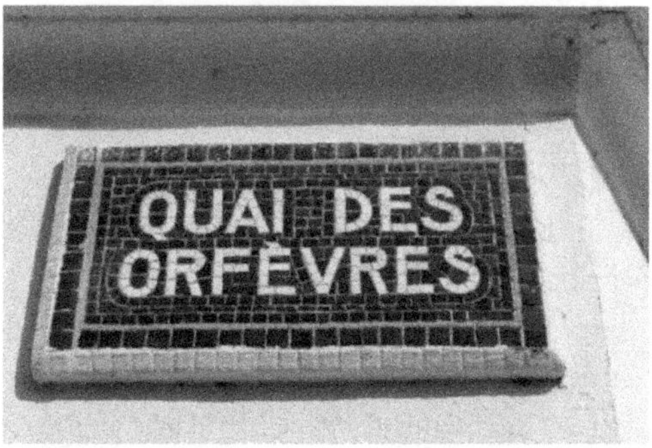

Une des plaques de rue Quai des Orfèvres - Paris octobre 2024 -
© Photographie Jacques Jaume

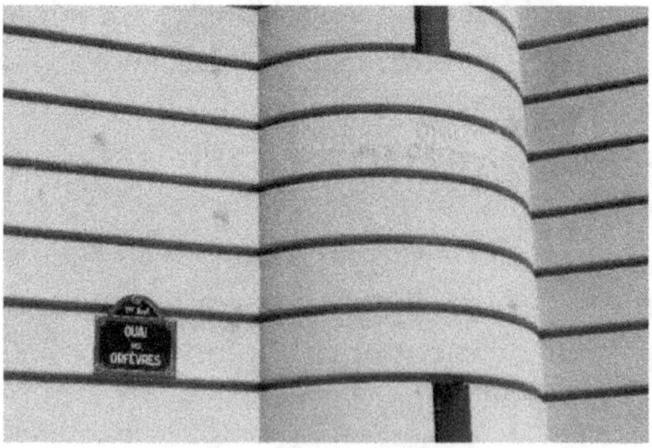

Une des plaques de rue Quai des Orfèvres - Paris octobre 2024
© Photographie Jacques Jaume

L'essentiel de la carrière du commissaire se déroule à Paris. À trois ans de la retraite, il se voit proposer le poste de directeur de la P. J. qu'il refuse avant de se retirer à Meung-sur-Loire, dans le Loiret.

Et durant toutes ces années, le commissaire Maigret aura la même apparence avec une silhouette massive, une pipe et un chapeau mou.

Sans se montrer défavorable aux méthodes de la police scientifique, il entretient par exemple d'excellents rapports avec le docteur Paul, encore un médecin, médecin légiste, et avec Joseph Moers, qui officie dans les laboratoires de l'Identité judiciaire, le commissaire Maigret préfère s'imbiber à la manière d'une éponge, de l'ambiance des lieux où se déroulent ses enquêtes et pénétrer la personnalité profonde de leurs protagonistes. Il essaie de comprendre ceux qu'il interroge ; il « inhale », « doute », « ressasse », attend de pouvoir « saisir un bout de fil », pratiquement toujours psychologique, jusqu'à ce que la solution s'impose à lui.

Il est en fait passionné par les êtres humains et cette passion conduit parfois Maigret à se prendre d'une forme de sympathie pour certains coupables. Il se refuse à juger et intervient même dans la vie de certains personnages, devenant ainsi fidèle à sa vocation de jeunesse, un « raccommodeur de destinées ». Il devient en sorte leur médecin et les coupables sont très souvent des êtres très malheureux et torturés. Maigret, en les démasquant, leur permet la rédemption, une forme de thérapie.

En fait George Simenon est le commissaire Jules Maigret.

Monsieur Georges Simenon avait une relation toute particulière avec les médecins et la médecine. Il a rénové et actualisé le genre du roman policier par son sens de l'analyse, non pas par ce que l'on nommerait trop facilement aujourd'hui une approche psychologique. Il existe comme cela des mots que l'on pourrait dire « passe-partout » sans que les personnes qui les emploient ne sachent vraiment de quoi elles parlent. George Simenon a adapté à son temps le roman policier par la restitution à la fois réaliste, naturaliste, pragmatique et poétique de l'atmosphère d'un lieu, d'une localité, d'une ville ou d'un milieu social ou culturel.

Il a été copié en cela pour une série télévisée qui a eu en France un succès non négligeable dans les années soixante : *Les cinq dernières minutes*. Il s'agit d'une série d'enquêtes policières créée par Claude Loursais, en 149 épisodes distribués sur trois générations. Elle met en vedette le commissaire Bourrel interprété par Raymond Guillermain, dit Raymond Souplex, acteur, dialoguiste, scénariste et chansonnier français et son adjoint l'inspecteur Dupuy joué par Jean-Charles Barniaud, dit Jean Daurand. La première série comprend 56 épisodes, dont 51 en noir et blanc (1958 -1973) sur la première chaîne de l'ORTF. Dans chaque épisode, le scénario de l'émission fait pénétrer et connaître un milieu professionnel ou social nouveau, le plus souvent étranger à Bourrel et en cela la série est une vraie série documentaire sur les ambiances de vie sociétale de l'époque.

Le commissaire Jules Maigret est essentiel, nécessaire à Simenon, car il est Simenon et George Simenon est Maigret. Toute une série de signes et d'indices acquiesce le fait que Simenon, hanté par la maladie et la mort, s'identifie, s'écrit et se raconte avec son personnage : Jules Maigret.

En écrivant Maigret, Simenon s'écrit et se raconte lui-même comme énormément de personnes qui ont besoin de se dire en espérant une certaine postérité ou tout au plus laisser une trace de leur existence, un moyen de survivre, de ne pas mourir vraiment.

Rappelons que George Simenon, est le premier fils de Désiré Simenon qui ne l'aimera jamais et préférera son frère Christian né trois ans après lui et qui est mort très tôt à 41 ans. L'histoire de la famille Simenon est toujours dissimulée, les secrets s'entassent sur la réalité familiale. Le frère de Georges,

Christian Simenon, né le 21 septembre 1906, a été impliqué durant la Seconde Guerre mondiale dans un événement tragique et sanglant, la « tuerie de Courcelles ».

En 1944, alors que le parti rexiste, Le Front populaire de Rex, appelé encore Rex, un ancien mouvement politique d'extrême droite, nationaliste et antibolchévique belge, sombre dans la collaboration avancée avec l'Allemagne national-socialiste, le bourgmestre rexiste du Grand-Charleroi, Oswald Englebin est assassiné à la mitraillette près de Courcelles probablement par la résistance, le 17 août 1944 avec sa femme et son fils lors d'une embuscade. Le Rex et les membres de Charleroi décident de venger cette ignominie. Ce que l'on nomme la tuerie de Courcelles est l'exécution sommaire par des éléments rexistes, de dix-neuf civils, le 18 août 1944 au matin, le lendemain de l'assassinat d'Oswald Englebin.

Christian Simenon se trouve impliqué dans la collaboration politique, il est chef de section III du service II au département politique de l'état-major de Rex. Il va prendre une part active à la tuerie de Courcelles, en 1944 et abandonne sa femme et son fils pour se réfugier en France. Il rencontre, à Paris, Georges Simenon, son frère, qui lui donne à choisir entre assumer ses actes devant la justice belge, fuir en Espagne ou au Portugal, ou s'enrôler dans la Légion étrangère. Il s'engage dans cette dernière en juin 1945, sous le nom de Christian Renaud. Le 3 août 1946, Christian Simenon, absent, est condamné à mort à l'issue d'un procès qui a débuté le 21 mai, par le Conseil de guerre de Charleroi. Dans la nuit du 31 octobre au 1er novembre 1947, Christian Simenon est blessé en Indochine, et meurt quelques heures plus tard. Il est enterré là-bas.

Le deuil d'un frère ou d'une sœur que l'on n'aimait pas vraiment et qui a généré des tourments est une éprouvante horreur à vivre et aggrave la perte d'un membre d'une fratrie qui est déjà atroce et abominable. Cette perte fait disparaître l'intimité de notre enfance, ce paradis perdu où on adhère à la beauté et à l'éclat de la vie et où on n'imagine pas qu'elle est peut-être emplie de maléfices.

Nous avons déjà vu qu'à la mort de Christian, sa mère dit à Georges Simenon survivant : « *C'est dommage que ce soit Christian qui soit mort* ». Comme vous le savez déjà, elle s'éteint à 91 ans sans n'avoir jamais ouvert un seul livre de Georges, ce qui vraiment le mutilera définitivement. Était-elle jalouse de Georges ? Était-elle détentrice d'un mystérieux secret concernant Georges qui la ronge et la liquéfie de l'intérieur ? Impossible à dire. C'est là encore un des mystères qui entoure la vie de George Simenon.

Une affliction d'une intimité familiale pathologique pourrait expliquer une partie de son génie d'écrivain et de l'impact qu'il aura sur le charisme de son héros qui irradiera chez ses lecteurs. Tout écrivain a en fait un tourment qui le taraude, l'écriture est une béquille et une médication, ou du moins le croit-il, car en fait l'écriture peut le plonger dans son obsession et au contraire peut l'aggraver et agrandir son trouble.

Souvenons-nous qu'un jour de l'année 1916 alors que George n'a que 13 ans, le Docteur Fischer lui annonce que son père est mourant et cela le plonge, encore enfant, dans l'intimité d'un prédeuil qui va le transpercer, le transformer et le déstabiliser tout au long de sa vie. L'horreur de pouvoir perdre son père comme tout un chacun peut la vivre va changer profondément ses rapports avec la vie et sa finitude irrémédiable, la mort.

Depuis ce temps Georges est obsédé par elle et elle va le suivre, comme dans un hallali perpétuel et continu, une intonation, une tonalité de chasse à mort que l'on sonne pour annoncer que la bête se rend et va mourir. La mort et son atroce présence sont là étalées chez Georges Simenon et ce n'est pas par hasard s'il excelle dans les romans policiers. Ce genre littéraire centré sur une ou plusieurs morts violentes et atroces qui révulsent et dont le héros quel qu'il soit, policier ou autre, essaie de découvrir et de traiter la cause, l'étiologie pour nous soigner après que l'auteur est créé en nous l'angoisse et la peur générée en nous.

Le roman policier est en fait une pathologie de deuil qui est créé pour nous et que nous vivons. Nous nous plongeons artificiellement dans un deuil, celui de la ou des victimes du roman, dans son déroulement et à la recherche des causes qui doivent être attribuées à l'assassin ou aux assassins. Ce processus nous éloigne des morts par maladies ou accidents et nous entraîne dans une démarche de soin et de thérapie du deuil par la démarche d'enquête qui se veut exaltante et le plus souvent rationnelle. Le roman policier structure notre démarche de soin et de réadaptation à notre quotidien qu'il nous fait quitter et oublier.

Après quatre longues années de prédeuil, un abîme diabolique va marquer à jamais Simenon qui vivra dorénavant avec la mort à ses côtés.

Malgré ses troubles en rapport avec la maladie et la mort, Georges Simenon va avoir quatre enfants. Il n'a qu'une fille et une fille pour un père, comme un père pour une fille, reste un mystère impénétrable et subjuguant.

On retrouve chez Maigret des signes de Simenon, ils fument tous deux la pipe par exemple. La relation de Jules Maigret avec l'alcool n'est pas surprenante si l'on en croit la biographie de son auteur Georges Simenon. Maigret est un alcoolo tabagique et ne s'en cache pas. Bruno Crémer, un des interprètes de la série, le démontre à merveille.

Georges a la boisson solide dans sa vie. Jeune reporter, il fréquente la Caque, un groupe de poètes, rapins et autres jeunes artistes. Ces Compagnons de l'Apocalypse sont réunis pour des beuveries, qu'il nomme lui-même les séances orgiaco-mystiques, dans un grenier situé derrière l'église Saint-Pholien, impasse de la Houpe à Liège. Il y a dans cette atmosphère enfumée des effluves d'alcool. Pourtant ce n'est pas l'exemple reçu par sa famille. Son père était un homme tranquille qui aimait rester chez lui avec son journal et sa pipe.

Georges conservera la pipe, mais dérivera vers l'alcool, à quoi bon se priver puisqu'on doit y passer.

Denyse sa deuxième épouse présente des troubles psychologiques, mais aussi des problèmes d'alcoolisme. Le couple est un couple dipsomaniaque, le romancier devait être stimulé par la boisson comme excitant lorsqu'il écrit. Elle vit séparée de lui depuis plusieurs années en 1978. Elle rédige un livre qui est un témoignage-déballage sur la vie de Simenon au temps de leur passion au nom évocateur : *Un oiseau pour le chat*, sous la forme d'un recueil de souvenirs mis en forme par quelques journalistes.

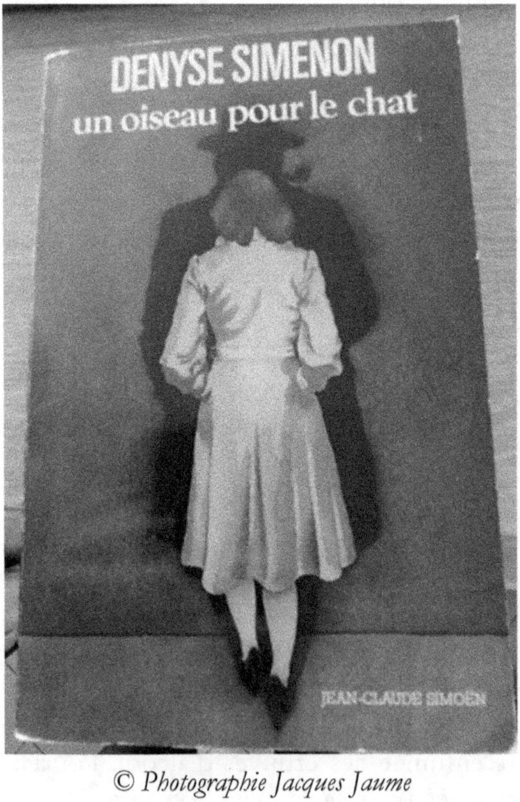

© Photographie Jacques Jaume

Sur le plateau de la deuxième chaîne française, le journaliste Philippe Bouvard invite Denyse Simenon pour en parler, nous sommes en 1978.

Le livre retrace les coulisses d'un amour fou, le récit d'une femme qui se retrouve dans les griffes d'un génie imprévisible et cruel. Denyse Simenon explique les raisons de son livre : « *Me venger de quoi ? Pourquoi ? D'avoir été heureuse ? Passionnément amoureuse ? D'avoir eu une vie fabuleuse ? Vous savez, la souffrance, elle fait partie de tout un être…* »

Georges est violent et brutal d'après elle, il est atrocement jaloux. Denyse évoque les méthodes de travail de l'écrivain, son penchant pour le whisky et elle accrédite la légende de « l'homme à femmes » dont tout le monde sait qu'il n'en est rien. Elle et lui font partie d'un couple de génies et d'artistes, ou de génie artistique, elle est en fait sa muse dont il ne peut se passer et son souffre-douleur. Beaucoup de couples où se situe un artiste leur ressemblent, dans lesquels tout est permis ou plutôt où l'on croit que tout est permis. Étrange ménage que celui des Simenon, étonnant et intéressant manège. Denyse est une maîtresse à domicile. Elle vit avec Tigy, l'épouse officielle.

On y découvre un Simenon dépassé et muselé dans un égoïsme féroce, mais qui, curieusement, refuse le divorce. Les derniers chapitres de son ouvrage engendrent un bouleversement et un malaise. Denyse y raconte un Georges soumis à une sorte de vindicte et à la suprématie d'un psychiatre perfide, dont la tutelle s'accroît et le remplit. Le praticien est-il jaloux du génial écrivain ? Les médecins se veulent souvent supérieurs, on dirait aujourd'hui « intrusifs ». Ils veulent trop souvent mettre leur emprise et être dominateurs.

Nous le voyons aussi actuellement très souvent, trop souvent, maintenant que les médecins ont abandonné la psychiatrie, avec de pseudo-psychothérapeutes et psychologues, alors que leur déontologie leur demande de se contrôler et de pratiquer uniquement pour le bien et les bénéfices des patients. Il ne faut pas oublier que les médecins sont des femmes et des hommes, ils sont humains et conservent les faiblesses et les démons de l'humain.

Simenon déclarera le livre de Denyse « *seulement bon pour les psychiatres* ». Mais le livre révèle un Simenon intime qu'il veut dissimuler.

Un mois après la sortie de l'ouvrage, le couple séparé vit un drame. Leur fille Marie-Jo se tue d'une balle en plein cœur, à l'âge de 25 ans, victime d'après ce que l'on peut savoir, de l'entre-dévoration de ses parents. C'est le drame absolu et Georges rejoint la souffrance irrémédiable et tyrannique de son personnage, Jules Maigret. Il perd sa fille sous la plume de Georges Simenon qui enfante par son écriture un drame dans l'histoire du couple Maigret. Les Maigret perdent une petite fille, soit à la naissance, soit peu de temps après ; on n'en apprend pas beaucoup plus, d'après les quelques allusions dans le corpus des écrits sur Maigret. Le couple n'en parle jamais. Ce sont des silences illégitimes, des retenues de sentiments. Maigret est pétri et brassé par la nostalgie de la paternité, aucun enfant ne laisserait à Mme Maigret une affection différente que celle qu'elle éprouve pour son mari qu'elle gâte et materne tout à son aise. Maigret est autorisé par Simenon à avoir une relation tutélaire avec les membres de sa brigade, il peut les nommer ses enfants, mes enfants. Janvier ou Lapointe, Lucas le plus ancien, Lourtie et Torrence sont des substituts filiaux, ils sont les fils qu'il n'a pas pu avoir et uniquement des fils du commissaire.

« *Avec un minimum d'effets et un maximum de faits, l'auteur belge vous appâte dès les premières lignes et vous tient en haleine jusqu'au bout de son livre, enfanté en dix jours, comme tous les autres* », nous dit Philippe Chevilley qui supervise la rubrique culture du quotidien *Les Échos Week-end.*

Jacques Dubois, universitaire belge, docteur en philosophie et lettres de l'Université de Liège, professeur émérite de cette même université, a enseigné les auteurs français des XIXe et

XXe siècles ainsi que la sociologie de la littérature, il nous précise : *« tous les romans de Simenon ont un caractère dépressif. Ils racontent la même histoire : un homme (rarement une femme), petit-bourgeois de préférence, englué dans une vie routinière, un beau jour, ne supporte plus son carcan : sur un coup de tête, ou à la suite d'un incident, il part et c'est la crise »*.

Alors que les personnages des victimes et de leurs criminels reprennent les angoisses, les inquiétudes, les craintes, les peurs et certains des traits morbides à la limite du pathologique de la personnalité de Simenon, qui se dévoile pour mieux se cerner et essayer de se soigner, Jules Maigret en est le thérapeute et sa démarche est le plus souvent basée sur la compréhension et le pardon. Si Maigret découvre le coupable et le mobile du crime sur lequel il enquête, il essaie toujours de nous instruire sur les causes profondes, les étiologies qui ont amené le coupable à réaliser son action directement liée à un ou des troubles qui le perturbent. Maigret en plus de faire le diagnostic du pourquoi ? et du pour qui ? du meurtre ou de l'assassinat nous explique la démarche malfaisante venant du tréfonds du criminel qui l'a amené à réaliser son œuvre. En plus de cela, la magistrale personnalité de Maigret, protectrice et tutrice, providentielle et paternaliste, reprenant celle du Commandeur de l'opéra de Mozart Don Giovanni, se place au-dessus et pardonne, absout et en cela nous soulage.

Car vous l'avez compris, Maigret est paternaliste au bon sens du terme, il protège, élève et fait s'épanouir. Alors que Simenon crée des personnages qui produisent par leurs malaises et leurs perturbations l'ambiance délétère du roman et par là nous troublent, Maigret, lui, nous rassure et nous soigne en nous expliquant le pourquoi et le comment des process qui ont fait aboutir aux catastrophes. Mais surtout Maigret en père aimant pardonne. Il pardonne aux protagonistes malfaisants des romans qu'il habite et surtout il nous pardonne de nous être identifiés aux personnages, à celui qui subit ou à celui qui meurtrit.

Simenon nous amène subliminalement à nous identifier à ce personnage et nous en guérit avec l'affection de Maigret.

Maigret mène bien ses enquêtes à la manière d'un diagnostic comme je l'ai avancé, car Maigret est le médecin que Simenon n'a pas pu être, et comme tout médecin il soigne et soulage, c'est sa vocation. Maigret, le personnage de Maigret et sa complexité, comme son entourage, sont l'antinomie de la personnalité de Georges Simenon. En écrivant les enquêtes du commissaire Maigret, Simenon se soigne et expose les traits de ses névroses, de ses délires et de ses perturbations à travers ses personnages et l'atmosphère qu'ils engendrent. Maigret est le médecin paternel que Simenon s'est créé pour se soigner et se faire pardonner.

Maigret est donc bien le Simenon que Georges aurait voulu être et le médecin qu'il n'a pas pu devenir.

Maigret et l'opposé de Simenon, car Simenon a besoin d'un double inversé pour se stabiliser, pour stabiliser ses désordres et ses singularités à part quelques similitudes qui font se tutoyer les deux personnalités comme la pipe et la bière. Maigret est l'homme qu'aurait aimé être Simenon, un homme compréhensif, ne jugeant pas, paternel, présent et pardonnant.

Car Simenon vit ses troubles comme des péchés qui le maudissent et il a besoin d'être racheté, de subir un processus « rédemptionnel » pour qu'il soit absous de ses perversions et corruptions. Cette culpabilité qui engendre ses faiblesses lui provient-elle de la perte lorsqu'il était jeune de son père, qui n'a pas eu assez de temps pour le rassurer et l'affermir pour sa future vie d'homme ? Ceci fait partie des profondeurs de l'âme de Georges que personne ne pourra connaître. Le fait que Maigret est un père pour Simenon et en plus un père sous sa plume créatrice va prophétiser le drame absolu que va vivre Georges Simenon. Simenon fait de Maigret un père en deuil, un père qui ne peut plus être père, orphelin de son enfant, de sa petite fille et la malédiction fera de l'auteur à l'image de son personnage un père meurtri, un père qui connaîtra l'enfer en perdant d'une manière horrible son unique fille qui se suicide. Marie-Jo s'est-elle inspirée de la création de son père ou Simenon avait-il prophétisé son futur deuil ? L'intrigue est trop complexe et malsaine à disséquer pour en déduire une réponse. Il faut laisser à chacun interpréter la tragique fin de l'existence de Georges Simenon, en espérant et en souhaitant que Jules Maigret l'ait accompagné, soigné et pardonné jusqu'au bout. Maigret a pu le soulager de ses tourments pour qu'il puisse rejoindre sa fille et la retrouver afin que pour leur éternité, lui et elle puissent vivre une nouvelle vie d'amour et d'harmonie où les contingences de l'humain sont dépassées.

Intrigues en milieu médical

Il existe des romans de Maigret où l'intrigue se déroule entièrement dans le milieu médical ou bien autour d'un médecin, rapprochons-nous de trois exemples marquants :

MAIGRET SE TROMPE

Maigret se trompe est un roman rédigé par Georges Simenon à Shadow Rock Farm, Lakeville (Connecticut, U.S.A.) du 24 au 31 août 1953.

En 1950, Simenon choisit sa « maison de rêve », dont la traduction anglaise est Shadow Rock Farm à Lakeville, dans le Connecticut. Selon les détails d'une affaire fiscale intentée contre lui plus tard, il a d'abord loué la maison avant de l'acheter. Il y a vécu jusqu'au 19 mars 1955, date à laquelle il a quitté définitivement les États-Unis.

Lorsqu'on arrive à Lakeville, à deux heures trente de voiture de New York et qu'on demande la Shadow Rock Farm ou Monsieur Simenon, les gens ne savent pas. Mais lorsqu'on précise « the French writer », « l'écrivain français », un sourire éclaire leur visage. Pour les gens de Lakeville, Simenon est français du moment qu'il parle français[4].

L'édition originale est achevée d'imprimer le 16 novembre 1953 à Paris, Presses de la Cité ; 17,5 x 11,5 cm, 216 pages ; couverture en carton léger, illustration photo sur fond noir (le nom « Maigret » y est imprimé en couleurs). Il est réalisé un tirage de 100 exemplaires sur pur fil de Lana, numérotés de 1 à 100. L'illustration de la couverture est la même pour les deux tirages (tirage de tête et tirage courant).

---

[4] https://www.trussel.com/maig/match53f.htm

Il existe plusieurs traductions, voici une liste non exhaustive : en allemand, Hier *irrt Maigret* ; en anglais, 1964, *Maigret's Mistake* (première édition américaine) ; 1954, *Maigret's Mistake* (première édition anglaise), puis *Maigret's Mistake,* Édition anglaise Penguin Books ; en italien,1956, *Maigret si sbaglia*, puis en 1967 Édition italienne A. Mondadori. Il existe même une traduction en hébreu.

Maigret se trompe sera adaptée pour la télévision, voici une liste non exhaustive : sous le titre *The Mistake*, un téléfilm anglais avec un scénario de Roger East. Avec : Rupert Davies (Maigret), Ewen Solan, Helen Shingler, Neville Jason, Victor Lucas, John Robinson, Annabel Maule, Peggy Thorpe Bates, Valerie White, Eric Thompson… Première diffusion : BBC TV (Grande-Bretagne), le 26 décembre 1960.

Maigret se trompe, téléfilm français de Stéphane Bertin. Adaptation et dialogues : Jacques Rémy et Claude Barma. Avec : Jean Richard (Maigret), Rachel Boulenger, Georges Marchal, Ginette Garcin, Lucienne Hamon, Macha Méril, Robert Lombard, Patrick Bruel, François Cadet…

Première diffusion : Antenne 2 (France), le 5 décembre 1981. Il fait partie de la série des téléfilms Maigret/Jean Richard.

Maigret se trompe, téléfilm français de Joyce Bunuel. Scénario : Dominique Roulet.

Avec : Bruno Crémer (Maigret), Danièle Lebrun, Bernadette Laffon, Brigitte Catillon, Anny Romand, François Perrot, Isabelle Petit-Jacques, Frédérique Lopez, Rebecca Potok, Luc Lavandier, Annie Grégorio, Cécile Esperou, Marie-Christine Adam, Jean-Louis Tribes, Bernard Tixier, Bernard Papineau, Fabien Behars…

Première diffusion en 1994. Il fait partie de la série des téléfilms Maigret/Bruno Crémer.

Ce roman a aussi été adapté pour le théâtre : sous le titre *Maigret y asesino de la rue Carnot* en Espagne par Arturo Rigel. La création s'est réalisée à Madrid, en 1960.

Comme bien souvent, au-delà de la lecture de l'ouvrage rédigé par Georges Simenon, il faut regarder le téléfilm où Bruno Crémer interprète le commissaire Maigret. Comme Jules Maigret est Simenon, Bruno Cremer est Maigret. Il faut le reconnaître, c'est l'acteur qui l'interprète le mieux. Il fusionne avec le personnage du commissaire Maigret dans la série télévisée homonyme de 1991 à 2005. Alors que les réalisateurs changent, Cremer demeure et sculpte en permanence la silhouette et la personne de Jules Maigret. Cremer le dit lui-même, malgré les différents réalisateurs, il a lui-même déjà existé dans le rôle de Maigret et se compare à un fantôme, le fantôme de Maigret qui en fait nous hante tous[5].

Il évoque un détail surprenant et intéressant pour le médecin, il avance que tous les Maigret de Simenon ne se ressemblent pas. Comme si Simenon réalisait le Maigret dont il avait besoin au moment de l'écriture de son roman. Cremer nous dit qu'il vit en jouant Maigret une expérience étrange où il prend du plaisir et il a même peur que cela puisse être un peu malsain. *« C'est une expérience d'acteur très particulière »*, nous précise-t-il. Cremer a peur de Maigret, car c'est Maigret indépendamment des acteurs qui garde la vedette. Simenon le vit, il est littéralement envoûté par Maigret au point de critiquer les

[5] Bruno Cremer à propos de son rôle de Maigret - Le cercle de minuit – 14.01.1993 : Sur le plateau de Michel Field, Bruno Cremer, qui vient de tourner le douzième téléfilm de la série Maigret, évoque ses rapports avec les différents metteurs en scène de chaque téléfilm et son rôle du commissaire à chaque fois rejoué. Pour lui, il s'agit d'une *« expérience très étrange »* en tant qu'acteur, mais il reconnaît y prendre un certain plaisir. Il s'insurge ensuite contre Simenon qui s'est permis de critiquer certains acteurs qui ont joué Maigret au cinéma et Jean Richard à la télévision. Il pense que l'écrivain aurait pu se dispenser de ces remarques ayant vendu ses droits d'adaptation. (Https://www.ina.fr/ina-eclaire-actu/video/i00010948/bruno-cremer-a-propos-de-son-role-de-maigret)

acteurs qui le jouent alors qu'il a vendu ses droits et qu'il n'a donc plus aucun droit sur Maigret, ce que lui reproche Cremer. Maigret est une créature qui vit par elle-même et qui échappe aux pages des livres qui essaient de maintenir son existence, tout est là dans Maigret et cela se rajoute à son pouvoir thérapeutique à la limite du thaumaturge. Il est vrai que Maigret en plus de mener ses enquêtes à la manière d'un médecin, le fait très souvent comme un thaumaturge, possédant plus qu'un charisme, une savante et forte personnalité. Il semble faire des miracles. *Thaumatourgós* en grec, celui qui fait des tours d'adresse, de *thaũma*, objet d'étonnement ou d'exaltation et de *érgon, action,* entreprise, œuvre, ouvrage, devient, à l'époque chrétienne : celui qui fait des miracles. Un miracle est un fait ahurissant et extraordinaire, privé d'explication normale, critique et scientifique[6], saisi comme un fait surnaturel qui ne peut être attribué qu'à une force divine. Le miracle effectué existe directement par l'action d'une force divine ou par l'intermédiaire d'un médiateur, d'un serviteur de cette divinité qui le réalise pour cette déité. Il est en fait réalisé par la divinité, mais par l'intermédiaire de son serviteur.

Alors que Simenon semble vivre à l'emporte-pièce, ses héros, le plus souvent des médecins, font comme Maigret : ils résolvent leurs enquêtes ou bien les affaires où ils sont impliqués à la manière de la méthode médicale. Simenon semble envoûté, ensorcelé par Jules Maigret, le Docteur Jules Maigret, son Docteur Jules Maigret. Maigret semble posséder

---

6 Un miracle est une notion purement religieuse, qui n'est pas reconnue par la science pour laquelle le concept de phénomène inexplicable n'existe pas. La science ne connaît que des phénomènes inexpliqués, c'est-à-dire non encore élucidés en l'état actuel de ses connaissances. Il n'existe pas pour la science comme nous les rencontrons à Lourdes de guérisons miraculeuses, mais uniquement des guérisons inexpliquées. À Lourdes, les guérisons sont miraculeuses pour l'Église catholique, car elles sont dues à l'intercession de la Vierge Marie, qui y est « apparue ». Il existe des guérisons miraculeuses dans la religion catholique par leur phénoménologie inexplicable par la science actuelle et parce qu'une sainte ou un saint ont intercédé.

Simenon. C'est ce que ressent Bruno Cremer en jouant Maigret, sans vraiment comprendre ce qu'il ressent, mais il a besoin de nous le dire, de nous le confier, de se confesser, nous l'avons déjà énoncé : « *...où il prend du plaisir et il a même peur que cela puisse être un peu mal sain. C'est une expérience d'acteur très particulière* ».

Le terme miracle s'applique fondamentalement aux miracles de guérison. Je me permets donc de vous rappeler ce que j'ai déjà avancé : Simenon crée ses romans et leurs intrigues afin que le Docteur Jules Maigret puisse nous y soigner, puisse générer un ou des miracles. Maigret réalise ses enquêtes en usant de la méthode médicale et Michel Bouquet acteur français, un comédien de génie ou un génial comédien, très connu et très actif au théâtre, en évoquant le couple Simenon/Maigret compare le voyeurisme de Simenon qui passe tout au scalpel à un assassin ou un chirurgien qui ferait de même.

Le roman *Maigret se trompe* révèle une ambiance d'envoûtement, d'influence et d'emprise basée sur l'influence exceptionnelle qu'une personnalité, un homme, un chirurgien exerce sur les femmes qui l'entourent. L'intrigue se structure sur ce matériel. Cette personnalité, Maigret la découvre tout au long de son enquête et tout en étant attiré, il ressent une admiration teintée d'effroi par le pouvoir que cette personne possède et le « magnétisme » qui s'en dégage sans au fond qu'il ne le veuille vraiment. Ce charisme atteint principalement les femmes de son entourage, à la fois maîtresses, épouses et mères comme l'étaient les déesses antiques, dont Isis, déesse-reine, compagne du dieu-roi Osiris qui lui rend la vie après l'assassinat par son frère et conçoit de lui un fils, Horus, l'enfant qui lui succédera. Les femmes qui entourent cet homme qui subjugue Maigret représentent la Femme qui subjugue Simenon auquel il n'a pas et n'a pas pu avoir accès et qu'il recherche.

Cette personnalité est celle d'un médecin, un chirurgien magicien, un mage qui redonne vie et espoir à ses patients auxquels il a dévoué sa vie dans un sacerdoce mystique. Ce chirurgien, à la fois magicien et sorcier, c'est le professeur Gouin. En créant Gouin, Simenon crée le médecin qu'il aurait aimé être et que Maigret surligne et fait apparaître. Nous voyons parfaitement avec le professeur Gouin l'attrait que produisent les médecins et chirurgiens sur le moi profond de l'auteur de génie dont nous parlons.

Revenons à l'intrigue de *Maigret se trompe*. Un soir de novembre, entre le début et la fin de soirée, une prostituée, qui travaillait dans le pauvre secteur de La Chapelle où sévissent les truands à Paris, est tuée dans un appartement bourgeois de l'avenue Carnot. La victime se nomme Louise Filon. Elle a vingt-six ans. On l'appelle Lulu, et habite depuis deux ans dans le riche quartier des Ternes.

La question première du commissaire Maigret est de savoir où la jeune femme trouvait les ressources suffisantes pour avoir un tel standing. Son amant de cœur, Pierre Eyraud, jeune homme de vingt-neuf ans, dit Pierrot, musicien dans une boîte de nuit, n'avait aucun moyen pour l'entretenir aussi luxueusement ! De plus et pour ne rien faciliter, Pierrot disparaît brusquement le lendemain de la mort de Lulu, dès qu'elle est connue du public.

La concierge de l'immeuble où vit Lulu et sa femme de chambre apprennent à Maigret après qu'il ait insisté que Lulu est en fait la maîtresse du professeur Émile Gouin, chirurgien et sommité mondiale en chirurgie. C'est après une intervention qui lui a sauvé la vie que l'éminent praticien Émile Gouin installe la jeune femme dans l'immeuble où il habite avec son épouse. Louise devient et demeure au sens vrai l'une de ses nombreuses maîtresses.

Le Docteur Émile Gouin qui a soixante-deux ans est Professeur de chirurgie. Il est évoqué par son entourage, en grande majorité féminine, comme un être d'exception, un génie pour lequel les lois administrant le commun des mortels ne peuvent s'appliquer. Sa personnalité tutélaire est gigantesque, écrasante. Pour lui, seuls comptent son travail et sa chirurgie. Le seul plaisir qu'il s'octroie, ce sont les femmes qui deviennent ses maîtresses et qui sont de préférence celles du peuple.

Simenon nous dépeint un donjuanisme particulier, qu'il décrit comme spécifique aux médecins, aux chirurgiens qui le subjuguent et l'attirent. Le donjuanisme médical fait partie intégrante du mythe du médecin. Il y a de moins en moins de place pour ce pseudo-donjuanisme qui existe bien sûr chez d'autres corporations et environnements professionnels depuis qu'en médecine la proportion des femmes est devenue supérieure à celle des hommes.

Ce qui est étrange c'est que ce mode de séduction semble s'appliquer aux hommes médecins, mais aucunement aux médecins femmes à qui on demande bien au contraire une sorte de pureté, d'abnégation sensuelle et bien sûr sexuelle. Alors que l'on parle même encore de séduction masculine, on rejette avec effroi un quelconque comportement de séduction féminine, comme si la médecine que l'on conçoit avec ce donjuanisme si particulier était interdite aux femmes.

On conçoit et on accepte comme exutoire à sa démarche médicale un envoûtement sexuel et un passage à l'acte de l'homme médecin que l'on refuse catégoriquement aux femmes, comme si pour elles cela entraînait une sorte de malédiction impropre à la pratique de soins. Les hommes seraient donc de vrais médecins et les femmes se contenteraient de jouer aux médecins, ce qui est totalement irréel et absurde. Vous imaginez bien que dans la réalité et dans le quotidien de la véritable pratique médicale cette facette du mythe du médecin est complètement fausse et non avenue. Les médecins femmes sont autant sinon, par leur sens maternel, plus médecins que les hommes.

Dans la pratique médicale, les femmes sont beaucoup plus soignantes que les hommes et surtout plus proposantes. Ceci est incontestable. C'est peut-être pour cela qu'elles sont plus souvent, encore aujourd'hui, mais cela est en train de changer, infirmières que médecins, car les infirmières soignent en étant proches des patients et les accompagnent. Les médecins eux, femmes ou hommes sont plus dans une démarche intellectualisée de diagnostic et de traitement qui s'éloigne, il faut le reconnaître, de l'approche plus intime que possèdent les infirmières.

Georges Simenon sculpte avec Émile Gouin le patron surpuissant et condescendant, comportement que bien souvent certains médecins peuvent adopter croyant ainsi qu'ils s'affirment et possèdent un pouvoir certain. J'ai bien évidemment rencontré des femmes médecins qui faisaient de même, mais reconnaissons-le, beaucoup moins souvent. Il n'y a aucun pouvoir en médecine, il n'y a que des devoirs, en particulier celui de prendre soin et de soulager son prochain. Ce que les gens prennent pour du pouvoir c'est une façon d'être qui se veut légèrement détachée pour s'éloigner en fait un peu du patient pour mieux le discerner, comme on peut le faire pour une peinture, un portrait que l'on réalise. À certains moments il faut s'en éloigner pour évaluer ce que l'on est en train de faire, se corriger et s'améliorer.

Simenon, en son temps, pense que le médecin, ici un chirurgien, a un charisme qui ensorcelle les femmes. Il se trompe magistralement et beaucoup de médecins font de même, avouons-le.

Ce qui peut être un support de séduction, ce n'est nullement le médecin en lui-même et sa personnalité, mais sa pratique et la « matière » de sa pratique, c'est-à-dire l'anormal, l'intimité trop souvent nauséabonde, la maladie, la souffrance et la mort qui fascinent et dont la fascination peut amener à la séduction. Avouons-le, même si les médecins femmes ou hommes le redoutent, une fois leur fonction effacée, le médecin bien souvent au grand dam de lui-même devient banal et trop souvent médiocre. Connaître un patient dans son intimité et sa vie privée peut être décevant, désespérant et surtout frustrant. Les médecins sont avant tout à l'image de leurs patients, en faisant médecine ils ont voulu se soigner et leur spécialité en dit long sur leurs peurs et leurs angoisses. Que penser d'un médecin qui a choisi comme spécialité la prise en charge de la douleur et la pratique des soins palliatifs ? Je vous laisse réfléchir et méditer à cette problématique et apporter par vous-même une réponse.

Georges Simenon avec le soi-disant charisme d'Émile Gouin professeur de chirurgie fait de même. Il se trompe de cible, ce n'est pas la personne du médecin qui est un Casanova des blocs opératoires, mais les ventres et ce qu'ils contiennent qui subjuguent les femmes qui le côtoient. D'ailleurs Simenon ne précise pas l'orientation chirurgicale principale de Gouin. Il faut rappeler qu'à l'époque de Simenon la chirurgie était dite générale, le chirurgien passait de l'os, « du dur » au digestif, « au mou » au cours de la même matinée de bloc. Toutefois il existait en 1953 des spécialités chirurgicales bien identifiées comme l'urologie, l'oto-rhino-laryngologie, l'ophtalmologie, la neurochirurgie[7]...

On peut penser que Gouin est viscéraliste et qu'il fait de la chirurgie infantile puisqu'il sauve des petits patients, mais Simenon ne nous en dit pas plus.

Ce qui marque Simenon et qui subjugue ses maîtresses c'est que Gouin « sauve » et qu'il doit par ce fait avoir des droits

---

7 La neurochirurgie a débuté avec William Mac Ewen (1848-1924) qui en 1878 parvient à réaliser la première ablation d'un méningiome, c'est-à-dire une tumeur méningée, qui se développe depuis une des trois membranes constituant les méninges. Son patient survivra plusieurs années après l'intervention. C'est Harvey Cushing (1869-1939), un chirurgien américain, qui réalise l'exérèse pour la première fois d'un adénome hypophysaire, le traitement neurochirurgical des hyperfonctions de l'hypophyse. Il réalise son geste chez un patient atteint d'acromégalie et cette première a été une des étapes majeures de la neurochirurgie. La première artériographie cérébrale a été exécutée au Portugal par Egas Moniz (1874-1955), qui va mettre au point la lobotomie frontale pour le traitement de pathologies psychiatriques gravissimes.

supplémentaires, cela lui donne le droit de transgresser. Simenon se trompe lourdement, il passe complètement à côté de la problématique et l'on voit ici qu'il n'a qu'une culture médicale imparfaite et superficielle. Il souhaiterait en avoir une et celle qu'il croit avoir, il l'applique à la méthode de Maigret durant ses enquêtes. Simenon aurait aimé posséder une culture médicale approfondie et opérative, qui aurait sauvé son père. Mais Simenon reste non médecin.

Le « pouvoir » n'appartient pas au médecin, bien que des médecins croient et pensent avoir un pouvoir. Le pouvoir du médecin appartient à son engagement et à sa déontologie et à ce qu'il octroie à ses patients. S'il sauve, il le fait et doit le faire d'une manière totalement désintéressée et gratuite. Il ne doit y avoir aucune arrière-pensée et le médecin ne doit absolument pas se servir de ce qu'il peut créer comme admiration chez l'autre. S'il le fait, il se pervertit, se corrompt et se perd à lui-même et par là perd son vrai devoir celui du bien, de faire le bien pour le bien en étant désintéressé, avec dignité, impartialité, intégrité et probité. Il ne doit jamais se départir d'une attitude correcte et attentive envers la personne examinée.

Comme lui rappelle le Code de la santé publique dans sa Section 1, Code de déontologie médicale, Sous-section 1 : Devoirs généraux des médecins (Articles R4127-1 à R4127-31) :

« Le médecin, au service de l'individu et de la santé publique, exerce sa mission dans le respect de la vie humaine, de la personne et de sa dignité Le respect dû à la personne ne cesse pas de s'imposer après la mort. » (Article R4127-2). *« Le médecin doit, en toutes circonstances, respecter les principes de moralité, de probité et de dévouement indispensables à l'exercice de la médecine »* (Article R4127-3).

Beaucoup d'entre vous et je les entends, vont me parler des honoraires et de la relation d'argent dans les soins. Je leur répondrai par la raison qu'en tout premier lieu tout travail mérite salaire et que ce salaire est salutaire pour que le médecin puisse rester indépendant et affranchi d'une quelconque tutelle, en m'appuyant aussi sur le Code de la santé publique :

« Le médecin ne peut aliéner son indépendance professionnelle sous quelque forme que ce soit » (Article R4127-5). *« Il ne doit pas tolérer que les organismes, publics ou privés, où il exerce ou auxquels il prête son concours utilisent à des fins commerciales son nom ou son activité professionnelle »* (Article R4127-20). Pour ce faire, il doit financièrement être libre. La déontologie médicale marquée dans le marbre du Code de déontologie médicale le dit : *« La médecine ne doit pas être pratiquée comme un commerce »*. (Article R4127-19). Vous pouvez le consulter sur le site de l'Ordre des médecins français.

« Les honoraires du médecin doivent être déterminés avec tact et mesure, en tenant compte de la réglementation en vigueur, des actes dispensés ou de circonstances particulières. Ils ne peuvent être réclamés qu'à l'occasion d'actes réellement effectués même s'ils relèvent de la télémédecine. Le simple avis ou conseil dispensé à un patient par téléphone ou par correspondance ne peut donner lieu à aucun honoraire. » (Article 53 (article R.4127-53 du code de la santé publique)

Vous pouvez appréhender avec Simenon que ce n'est pas le pouvoir du médecin, du chirurgien qui séduit les maîtresses de Gouin, mais son pouvoir perverti et dissipé. Ce sont les transgressions du docteur Gouin qui nous passionnent et nous séduisent jusqu'à engendrer un meurtre.

Germaine Gouin qui a quarante-cinq ans est une ancienne infirmière devenue l'épouse du professeur. Elle connaît et semble cautionner les infidélités de son mari comme si elle y participait et y prenait un certain plaisir. Elle avoue à Maigret qu'il ne couche plus avec elle depuis longtemps et elle nous laisse à penser que la sexualité dévergondée de son époux est devenue la sienne et qu'elle y prend un certain plaisir ou du moins elle ne ressent pas de déplaisir ni d'aversion. Elle fait en plus l'éloge de Gouin et se dit prête à tous les sacrifices pour lui assurer la tranquillité que sollicite son travail.

La sœur de Germaine, Antoinette Ollivier, cinquante ans, bibliothécaire et vieille fille, n'est pas non plus entièrement opposée à son beau-frère, malgré certaines réserves.

La plus enthousiaste de ces dames est sans aucun doute Lucille Decaux qui a, elle, trente-cinq ans et qui est donc plus jeune. Elle est médecin et assistante de Gouin, elle idolâtre le chirurgien et le défend comme une panthère. La place des femmes heureusement est bien différente aujourd'hui, mais il faut étudier Simenon en son temps.

Le commissaire « médecin », sans avoir interrogé Émile Gouin, est impressionné par le portrait que lui font toutes ces femmes de cet homme et repousse sans cesse le moment de faire sa connaissance, comme s'il craignait d'être en face d'un fantôme au pouvoir occulte qu'il ne pourrait maîtriser. Simenon est surtout en face de lui-même et de la fausse image du médecin qu'il nous propose, car au fond de lui-même, même si Gouin est doué et magnifique en chirurgie, Simenon n'aurait pas voulu, vu sa morale qu'il soigne son père.

Alors devant ce Méphistophélès et cet Asmodée de la chirurgie, Maigret semble avoir peur et être terrifié comme on peut l'être de soi-même, il repousse la confrontation. Pourtant, une jeune femme est morte.

Entre-temps, l'autopsie de la prostituée apprend à Maigret qu'elle était enceinte et là tout change. L'âpre souvenir de l'enfant mort que Maigret a perdu transforme le commissaire craintif en commissaire combattant, on en revient toujours à ce drame du couple.

Pierre Eyraud, l'amant de cœur de Louise, est retrouvé, mais sa naïveté, son innocence et son sentimentalisme n'en font pas, aux yeux de Maigret, un véritable suspect, ni le tueur présumé.

Alors devant aucune solution, il faut bien que Maigret affronte Gouin, le chirurgien autour duquel tourne toute cette affaire. Comment pourrait-il être complètement innocent puisqu'il est le centre de toute cette intrigue ? Lors de leur rencontre, le grand patron s'avère bien tel que Maigret l'imaginait et que Maigret/Simenon le redoutait : effronté, à la fois cynique, supérieur et dominateur, autoritaire et despotique. Cependant et cela trouble Maigret qui le questionne : il est naturel, lucide et responsable. En fait il se protège et se laisse protéger par toutes ses femmes, car tout bien considéré, il est faible et malingre, au fond de sa vraie personnalité. Il joue au dur, mais il est mou, son comportement n'est que le tuteur d'un être amorphe et apathique qu'il est conscient d'être et qu'il rejette.

Malgré ses faiblesses, il est intelligent et veut être un bon chirurgien au sens moral et technique. Éveillé et conscient, il ne se fait aucune illusion sur ceux qui l'entourent. Il est lucide de la condition humaine et sur l'être humain en général. Sa franchise et son souci de la vérité désarment et rassérènent Maigret qui se calme s'apaise et peut mieux écouter le praticien de génie.

Le calme, la franchise et la lucidité de Gouin vont permettre à Maigret de se remettre à l'écoute de tous les protagonistes. Comme un excellent clinicien, Simenon reprend son personnage de commissaire médecin en main, le Docteur Jules Maigret redevient performant et intuitif à l'image d'un bon médecin. Maigret écoute et surtout entend Émile Gouin lui souffler la solution même de l'énigme.

Émile Gouin n'a bien évidemment pas tué Louise Filon, cela aurait été trop simple et trop facile pour l'habile commissaire. Jamais Gouin ne se serait compliqué l'existence avec un meurtre et il était inconcevable pour cet homme dont la vie était de sauver, de tuer. Dans sa confession, le chirurgien établit et illustre que Maigret a tort, qu'il a tort de croire en l'admiration et l'abnégation que lui voue son épouse. Au contraire, celle-ci le hait parce qu'il n'a jamais rien éprouvé pour elle, qu'il ne l'a jamais aimé. Lorsqu'il a appris que Louise était enceinte, Gouin a voulu reconnaître l'enfant, un enfant que ne lui avait pas donné Germaine.

Germaine est vaincue par le ventre de Louise, qui lui prend à la fois son mari, sa maternité, l'ensemble de son projet initial de famille. Par cet affront, ce vol et par jalousie, avec l'aide de sa sœur Antoinette, elle a abattu avec un pistolet 6,35, dans son salon, la prostituée qui avait pris sa place et qui portait l'enfant qu'elle aurait dû donner à Gouin. Germaine Gouin avouera n'avoir trouvé personne d'autre sur qui exercer sa vengeance. Mais son geste affreux et diabolique est totalement inutile, car Émile n'est nullement affecté par la mort de Louise.

Simenon hanté par la mort, la mort qui rôde autour de la jeunesse et de l'enfance, nous fait encore sursauter et vomir, car ce n'est pas seulement une jeune femme qui est assassinée, c'est une jeune femme enceinte et un enfant qui trouvent la mort et qui engendrent la mort de la paternité d'Émile Gouin, qui de ce fait se rapproche de Maigret et de son deuil d'enfant et de paternité.

Dans *Maigret se trompe*, Simenon nous impose une orgie de morts autour d'un médecin comme s'il voulait cristalliser l'ambiance qui fascine, qui épouvante et qui rôde autour de ces professionnels, qui pourtant sont là pour sauver des vies.

Faut-il prendre ce texte comme un reproche que Simenon fait aux médecins de son père, ces incapables qui l'ont laissé orphelin à dix-huit ans et qui, par leur incompétence, par une mauvaise annonce, lui ont fait vivre une des pires souffrances qu'un enfant peut vivre : le prédeuil d'un de ses parents ? De plus par l'incompétence de ces mauvais médecins, Simenon a abandonné son projet d'être médecin en stoppant ses études. En même temps, Simenon venge Maigret de la perte de sa petite fille que les médecins là encore n'ont pas pu sauver.

Dans le roman de *Maigret se trompe* l'écrivain tourmenté se venge et venge son thérapeute qui est Maigret des incapacités et des manquements des médecins à leur égard et ici encore Simenon est bien pleinement Maigret.

Monsieur Lundi est un roman qui fait partie de la série *Les nouvelles enquêtes du commissaire Maigret* (1936). Sa rédaction se déroule boulevard Richard-Wallace 7, Neuilly, en octobre 1936. Nous n'avons pas pu trouver de renseignements sur le manuscrit ou le tapuscrit. Sa publication préoriginale a eu lieu dans le quotidien Paris-Soir-Dimanche (supplément), n° 52 du 20 décembre 1936, avec illustrations dans la série Les *nouvelles enquêtes du commissaire Maigret.*

La nouvelle est reprise dans le recueil *Les Nouvelles Enquêtes de Maigret* en 1944 chez Gallimard. Il existe des rééditions en français : dans *Les Œuvres complètes*, Lausanne, Éditions Rencontre (1967-1973) - tome IX ; dans *Tout Simenon*, Paris, Presses de la Cité (1988-1993) - tome 24 ; dans *Tout Simenon*, Paris, Omnibus (2002-2004) - tome 24. Folio Policier, n° 679, 2013 ; dans *Tout Maigret*, tome 10, Omnibus, 2019.

Il existe des traductions en allemand : Herr Montag, en anglais, en 1969 : *Inspector Maigret Hesitates* (première édition américaine), en 1970 : *Inspector Maigret Hesitates* (première édition anglaise), nous pouvons retrouver aussi : *Mr Monday* ainsi qu'une traduction en italien de 1962 : *Il signor Lunedi.*

Il existe des adaptations télévisuelles, dont une adaptation dans la série des téléfilms où Bruno Cremer joue Jules Maigret, intitulée *Maigret chez le docteur.*

La première diffusion a lieu le 25 juin 2004, réalisation : Claudio Tonetti, scénario : Steve Hawes et Claire Level, décors : Frédéric Astich-Barré, costumes : Françoise Disle, musique : Laurent Petitgirard. La jeune et jolie bonne d'enfants du docteur Barion a été assassinée. Pour élucider le mystère de cette mort, Maigret se lie avec les domestiques, avec des succès divers.

Lisons une des quatrièmes de couverture : « *Devant la grille noire d'un petit hôtel particulier de Neuilly, Maigret marque un temps avant de sonner. Lorsqu'on vient lui répondre, il remet sa carte de visite à son interlocuteur et demande à voir le docteur Barion.* »

Dans l'émission *Bonnes nouvelles, grands comédiens*, Louis Seigner lisait le 07 deux février 1972 une nouvelle de Georges Simenon, *Monsieur Lundi*, une enquête de Maigret qui débutait ainsi : « *Maigret resta un moment immobile devant la grille noire qui le séparait du jardin et dont la plaque d'émail portait le numéro 47. Il était cinq heures du soir et l'obscurité était complète. Derrière lui coulait un bras maussade de la Seine ou s'étirait l'île déserte de Puteaux, avec ses terrains vagues, ses taillis et ses grands peupliers. Devant lui, par contre, au-delà de la grille, c'était un petit hôtel moderne de Neuilly, c'était le quartier du bois de Boulogne, avec son élégance, son confort et, présentement, son tapis de feuilles d'automne.* »[8]

Nous pouvons lire sur Le Forum Maigret[9] à propos de *Monsieur Lundi* :

« *Les parents d'une domestique bretonne, Olga Boulanger, ont porté plainte à la police, et Maigret s'est rendu à Neuilly pour enquêter. Leur fille était morte mystérieusement, alors qu'elle travaillait chez le docteur Armand Baroin, et on a découvert qu'elle était enceinte de quatre mois. Le docteur Barion dit que le père de l'enfant était son chauffeur/ valet, Martin Vignole. L'autopsie a révélé que son intestin avait été perforé à la suite de l'ingestion de pointes de seigle, selon le docteur Barion, une méthode de meurtre connue en Malaisie et aux Nouvelles-Hébrides.*

Le docteur a découvert qu'un clochard qui venait régulièrement à la maison le lundi, et qui était donc appelé Monsieur. Lundi apportait régulièrement aux enfants des gâteaux appelés religieuses, et que des pointes de seigle avaient été trouvées dans les gâteaux. Olga les avait mangées à la place des enfants, et que c'étaient donc les enfants qui avaient

---

[8] *Monsieur Lundi* de Georges Simenon, Lecture Louis Seigner, Production : Patrice Galbeau, Réalisation : Bernard Saxel, Bonnes nouvelles, grands comédiens – première diffusion : 07/02/1972, Archives Ina-Radio France https://www.radiofrance.fr/franceculture/podcasts/les-nuits-de-france-culture/une-enquete-de-maigret-monsieur-lundi-de-georges-simenon-3567710

[9] https://www.trussel.com/f_maig.htm

été pris pour cible. M. Monday était innocent, mais à la pâtisserie, Maigret apprit que l'une des voisines de Barion, une Anglaise, Laurence Wilbu, commandait souvent des gâteaux par erreur et renvoyait ceux qu'elle avait reçus. Maigret apprit qu'elle était follement amoureuse de Barion et qu'elle avait empoisonné les gâteaux de la même manière que les indigènes avaient tué son père lorsqu'il était officier colonial. Elle passa le reste de ses jours dans un asile. »[10]

Pour ce roman, Georges Simenon a certainement été en contact avec des médecins qui lui ont parlé de la pathologie qui construit le roman. Georges Simenon ne pouvait pas connaître même en l'étudiant d'une manière livresque la pathologie qu'il révèle dans son roman *Monsieur lundi*, surtout d'une manière aussi précise, détaillée, avec une sémiologie non seulement très riche, mais exacte. Cette pathologie étant très particulière, ce sont très probablement des médecins qui lui en ont parlé ou bien il a entendu des médecins en parler. Il s'agit d'une pathologie psychiatrique redoutable, surtout pour les soignants, médecins ou non, mais pas seulement. Elle peut être terrible et dangereuse pour toute personne qui peut en être la victime et quand je parle de victime je ne parle pas des patients qui en sont atteints, mais de leur « proie ».

Cette pathologie psychiatrique c'est l'érotomanie ou syndrome de Clérambault.[11] Gaëtan Gatian de Clérambault issu d'une famille noble de Touraine est né le 2 juillet 1872 à Bourges et il est mort par suicide le 17 novembre 1934 à Malakoff. Il a fait carrière à l'infirmerie spéciale du dépôt. L'infirmerie psychiatrique de la préfecture de police (IPPP ou I3P) était anciennement « infirmerie spéciale du dépôt » où a pratiqué Clérambault, succédant à son maître Dupré, en 1920. C'est un service psychiatrique dépendant de la préfecture de police de Paris, ouvert en 1872 pour accueillir les personnes qui représentaient un danger imminent pour la sûreté des personnes.

---

[10] https://www.trussel.com/maig/plots/lunplot.htm

[11] Qu'il ne faut pas confondre avec le syndrome de Kandinsky-Clérambault.

Gaëtan Gatian de Clérambault, psychiatre, après des études sur les psychoses toxiques et les troubles mentaux consécutifs à des intoxications chroniques comme l'alcoolisme, devint célèbre par sa description des psychoses passionnelles par opposition aux délires interprétatifs et aux délires sensitifs. Sigmund Freud, en 1911, a théorisé cette déviance, à partir du cas du Président Schreber. En 1932, le psychanalyste Jacques Lacan consacre la deuxième partie de sa thèse de médecine à l'étude d'une érotomane. Il en fait une déclinaison, aux côtés des autres formes de paranoïas, de la fixation du développement psychique au stade narcissique et du rejet à ce stade d'une homosexualité. Clérambault, lui, individualise nosologiquement et sémiologiquement l'érotomanie, cette illusion délirante d'être aimé. Il découvre en 1913 que le délire se développe à partir d'une idée initiale de même nature que celle qu'on observe dans les autres paranoïas. Ce n'est qu'en 1921, que Clérambault décrit en détail l'érotomanie comme un délire systématisé se développant toujours en trois phases. Il en précise les différents stades évolutifs et les formes primaires et secondaires. À l'infirmerie spéciale du dépôt, il accumule un matériau clinique dans sa recherche de l'étiologie des passions criminelles, spécialement l'érotomanie, aussi appelée depuis syndrome de Clérambault.

Cette psychopathologie était classée dans les formes de psychoses qui sont un trouble psychique de la pensée avec « perte de contact avec la réalité ». Une forme de psychose paranoïaque au début du XIXe siècle, la paranoïa indiquait un trouble mental manifesté par des difficultés relationnelles, des troubles du comportement et un sentiment de persécution pouvant déboucher sur un délire qui notamment ne s'accorde pas avec la coexistence avec autrui. Un trouble mental exprimé par des obstacles relationnels, des troubles du comportement mêlés à un sentiment de persécution, qui est vécu comme une ou des mesures violentes et arbitraires prises à l'égard du ou de la délirante. L'érotomanie rentre dans la catégorie des délires passionnels, où la « haine » de l'autre[12] est par un renversement des positions subjectives déguisée en « *conviction illusoire d'être aimé* [13]». L'érotomane est assuré, convaincu d'être subrepticement et secrètement l'objet du désir de quelqu'un, qui peut être n'importe qui. Il ou elle en est convaincu(e) par le biais d'une « construction intellectuelle délirante » qui vient étayer sa conviction initiale. On retrouve spécifiquement de la transmission de pensée, des gestes à la signification secrète connus seuls du patient, des messages codés et diffusés par exemple par ou dans les médias qu'il est seul à pouvoir déchiffrer ou simplement par des regards que lui seul comprend. Il n'aime pas toujours cette personne dans un premier temps, qui peut être de son entourage tout comme une personnalité en vue qui a, à ses yeux, une position sociale supérieure, qui n'a pas même la connaissance de l'existence de l'érotomane, mais par contre il est certain d'en être aimé.

Une personne érotomane, une femme ou un homme « bâtit et structure » une histoire d'amour, dans un contexte de délire qui est un vécu bien évidemment erroné, autour de celle ou celui qu'elle croit d'une manière délirante aimer et dont elle est persuadée de l'amour réciproque. Un délire est une perte du sens de la réalité se traduisant par un ensemble de convictions fausses, irrationnelles, auxquelles le sujet adhère de façon inébranlable.

Aux yeux du délirant ou de la délirante, la « personne choisie » lui envoie en permanence des « signes » pour révéler ses sentiments. Bien évidemment cela est complètement faux et n'est qu'une interprétation délirante, « imaginée ». Un simple regard, le moindre sourire est instantanément perçu comme un signal, un signe d'intérêt et d'amour, qui bien évidemment n'existe pas. Heureusement que cette pathologie reste assez

---

12 Voir Henri Marie Jean Louis Ey, Paul Bernard et Charles Brisset, *Manuel de psychiatrie*, p. 512, Masson, Paris, 1978

13 G. Gatian de Clérambault, *Érotomanie pure. Érotomanie associée*, Bulletin de la Société clinique de médecine mentale, p. 230, Doin, Paris, juillet 1921.

marginale, mais elle existe bel et bien et beaucoup de faits divers dans nos tribunaux en sont la cause que les experts ne semblent plus reconnaître.

Le patient retourne dans la progression de son délire à son « admirateur » l'affection qu'il lui soupçonne en lui écrivant, en lui téléphonant et en lui faisant des présents. Alors même que ses avances sont rejetées par leur destinataire, l'érotomane ne peut pas admettre ces refus qui lui sont opposés. Il structure d'une manière délirante ces refus comme un stratagème, un artifice, une ruse pour cacher au reste du monde leur « liaison secrète ». C'est ainsi que le délire peut pivoter, mais pas à tout coup, au harcèlement, puis dégénérer jusqu'à une forme de jalousie revendicatrice, voire au crime passionnel.

L'érotomanie touche aussi bien les hommes que les femmes, bien qu'une prédominance de cas féminins fût retenue auparavant. La gent féminine aurait en effet toujours été plus réceptive aux histoires d'amour ou de passion folle selon les médecins, mais cela est à réévaluer, car il existe beaucoup d'hommes érotomaniaques. J'en ai rencontré dans les deux sexes. Il est vrai que l'image de virilité jusqu'à ces dernières années faisait qu'il était moins aisé de le diagnostiquer.

Un délire érotomane peut commencer par exemple lorsque le ou la malade regarde la télévision et qu'il ou elle croit faussement d'une manière délirante que la speakerine ou le speaker qui est à l'image s'adresse à lui ou elle, et le fait d'une manière amoureuse.

L'érotomaniaque traverse alternativement trois phases qui vont constituer le délire, qui va s'appuyer d'abord sur un « postula » bien évidement faux où le ou la patiente est persuadé que c'est l'« autre qui l'aime en secret », que c'est en fait l'« autre » qui, le premier, fait des avances, sans oser et sans pouvoir se déclarer et qu'il fait tout pour dissimuler son amour. Il faudrait appeler l'autre sa « proie ».

La première phase est celle de « l'espoir » : la plus longue où il reste tant que son espoir n'est pas déçu, ce qui peut durer toute sa vie. C'est une phase de plénitude où l'érotomane tombe amoureux. Ce dernier manifeste sa présence par l'envoi de lettres, de messages, d'appels téléphoniques qui vont devenir de plus en plus fréquents ; le malade espère que l'être aimé va se déclarer ouvertement.

Dans une seconde phase apparaît la déception. L'érotomane, rejeté bien évidemment et normalement, n'oublions pas qu'il ou elle délire, par l'objet de son amour, par exemple par l'absence de réponse à ses avances, une coupure de toute forme de communication, etc. développe un sentiment délirant et envahissant, désagréable et préjudiciable d'échec ou de désillusion. Il ou elle vit un véritable revers, qui peut contribuer à générer des formes graves de dépression et possiblement des conduites agressives. C'est à ce moment que cela devient très dangereux pour l'objet de l'amour délirant. Dans l'interprétation de l'érotomane, la dénégation de l'objet d'amour peut être perçue comme un affront qu'il doit laver et affronter à la manière d'un surhumain. Les conduites agressives peuvent être très violentes et aller jusqu'à l'agression physique et jusqu'au meurtre. C'est exactement ce que Simenon nous décrit et nous raconte dans son roman Monsieur lundi. D'autres formes agressives peuvent se rencontrer comme des persécutions de surveillance, des flux importants de courriers, des démarches administratives, judiciaires ou des fausses accusations, de faux témoignages.

La troisième phase ou phase de rancune, d'amertume ou d'hostilité : c'est bien évidemment la période la plus sévère et la plus péjorative de la maladie. L'érotomane à ce moment-là, se sent en proie à une profonde haine envers la personne, l'amour qu'il avait d'une manière délirante se transforme en une haine violente, car l'objet de son amour (délirant, imaginaire) l'a rejeté(e). Cet objet d'amour délirant devient un « autre » qui devient la cause de son grand malheur. Nous avons alors à faire à des formes de délires paranoïaques, de harcèlement poussé, avec des menaces suicidaires, des chantages, des persécutions et, comme nous l'avons déjà dit de façon exceptionnelle, une atteinte à la vie d'autrui, au meurtre.

Selon les critères DSM-5, l'érotomanie fait partie des troubles délirants ou comme un sous-type de trouble délirant :

« *Trouble délirant (critères DSM-5) American Psychiatric Association, Mini DSM-5 : Critères diagnostiques, Elsevier Masson, 2016, 347 p. Type érotomaniaque : le sujet atteint est convaincu qu'une autre personne est amoureuse d'elle. Type mégalomaniaque : le sujet atteint est convaincu d'avoir un talent particulier. Type de jalousie : le sujet atteint est convaincu de l'infidélité de son partenaire amoureux. Type de persécution : le sujet atteint est convaincu qu'il est victime d'une conspiration ou d'actes criminels contre lui. Type somatique : les fonctions et sensations corporelles sont le principal sujet des délires. Type mixte : sans type principal. Type non spécifié : non décrite ci-haut, sans thématique claire.* »

L'érotomanie est une maladie très difficile à soigner et à améliorer. Lorsque l'érotomane passe dans la phase rancunière, son affliction est si importante qu'il peut chuter dans des formes de dépressions mélancoliques très sévères, des conduites suicidaires, avec passage à l'acte. On peut employer des antidépresseurs, mais le délire, qui est la conséquence de la psychose, pourra seulement être atténué avec des neuroleptiques. Des hospitalisations en milieu spécialisées sont à envisager. Une des grandes difficultés de ce genre de délire est de le diagnostiquer, car bien évidemment les patients ne se croient pas malades, ce sont les objets de l'amour du délire qui le sont.

Cette pathologie quand ils la connaissent effraie les médecins, car en tant que thérapeutes et confidents ils sont, si j'osais dire, en première ligne. J'ai rencontré des « histoires » de confrères et de consœurs encore plus extraordinaires et terrifiantes que celle que nous raconte Simenon.

Simenon par la très grande spécificité de cette pathologie psychiatrique ne pouvait la connaître par un simple travail personnel ou bien sûr spontanément. Ce sont des médecins de son temps qui lui ont fait connaître les méandres ce cette maladie, car il la traite d'une manière pertinente dans *Monsieur lundi.* Il y met des détails sémiologiques que seuls des médecins expérimentés et qui avaient rencontré de tels malades pouvaient connaître. *Monsieur lundi* est, comme on le dit entre médecins, une excellente observation. Simenon traite son sujet parfaitement et le docteur Jules Maigret fait le diagnostic avec une finesse exceptionnelle chez Laurence Wilfur, la malade.

Maigret dans ses recherches autour du domicile du Docteur Barion finit par découvrir la pâtisserie qui remet les religieuses à Monsieur Lundi. La patronne, Madame Bigoreau, apprend à Maigret qu'elle compte parmi ses clientes une certaine Miss Wilfur, dont les commandes à moitié en anglais, à moitié en français, font régulièrement l'objet d'un retour de marchandises. Lorsqu'il s'agit de religieuses, Madame Bigoreau fait toujours en sorte qu'il en reste deux pour Monsieur Lundi.

L'enquête de Maigret le renseigne sur le passé de Laurence Wilfur. Elle a été élevée dans les colonies et son père, colonel dans l'armée britannique, décédé aux Nouvelles-Hébrides après avoir absorbé… des barbes de seigle[14]. Le lendemain, le commissaire procède à l'arrestation de Laurence Wilfur, qui se défend avec un sang-froid extraordinaire, comme on peut le rencontrer dans certains délires et dans cette psychose. Laurence Wilfur avec un aplomb surprenant et stupéfiant que donnent certaines idées délirantes affirme être la maîtresse du Docteur Barion et être enceinte de lui. Le psychiatre chargé de l'examiner confirme sa demi-folie qui en fait n'est pas qu'à demi, mais qui est bien totale et possède pleinement Laurence Wilfur. Elle ne saurait avoir eu des relations sexuelles avec Armand Barion, car elle est encore vierge ; en revanche, c'est bien elle qui mettait des barbes de seigle, l'expertise en trouve une grande quantité au fond du tiroir d'un secrétaire de son

[14] Il faudrait vérifier si cette étiologie proposée par Simenon du décès du colonel est possible, je n'ai aucun argument. Connaissant Simenon on peut lui faire confiance ou s'amuser à lui faire confiance.

domicile, dans des gâteaux commandés à la pâtisserie Bigorneau. Elle en renvoyait ensuite une partie, affirmant que ce n'était pas ce qu'elle voulait. Pour punir le Docteur Armand Barion de se refuser à elle et de ne pas l'aimer comme elle l'aimait, nous sommes dans la phase la phase de rancune de la maladie, Laurence Wilfur projetait d'empoisonner les enfants de celui-ci, en utilisant une fourberie habilement mise au point et se servant de Monsieur Lundi. Laurence Wilfur sera hospitalisée le reste de sa vie dans un asile de l'époque, elle annoncera à ses compagnes qu'elle va mettre un fils au monde. Le hasard a protégé les enfants du Docteur Armand Barion, mais a tué Olga et deux autres personnes au moins qui, dans les semaines ayant précédé la mort de la jeune bretonne, ont succombé dans des conditions similaires.

Les Vacances de Maigret

Les Vacances de Maigret est un roman de Georges Simenon publié en 1948 par les Presses de la Cité. D'après ce que l'on sait, l'écriture de ce roman s'est déroulée en 10 jours, du 11 au 20 novembre 1947 à Tucson, en plein cœur de l'Arizona, soit à quelques 8 900 km de l'endroit où se déroule l'action.

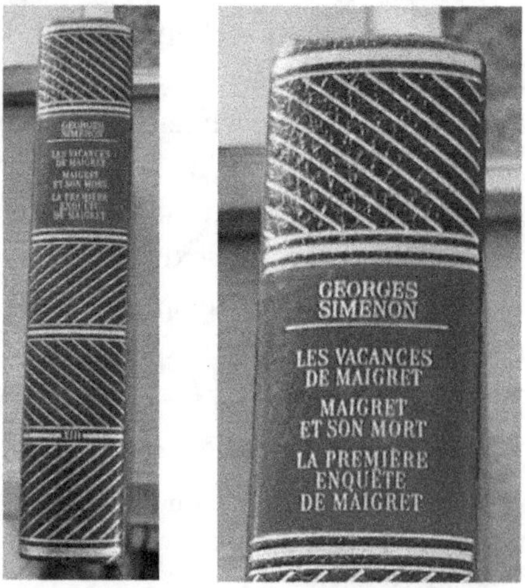

© Photographie Jacques Jaume

Là encore Maigret réalise une enquête privée ou pseudo-privée, comme Simenon aime lui faire accomplir. Il faut noter que ce genre de situation est très curieuse. Nous voyons mal dans la vie de tous les jours un commissaire de police en vacances commencer pour lui-même une enquête policière sans aucune délégation, mission ou mandat. Avant tout le rôle d'un commissaire de police est de suivre et de coordonner les actions des enquêteurs et les interventions de la police. Il dirige les interventions. Il assure la sécurité publique et supervise les opérations administratives. De nos jours le corps de conception et de direction de la police nationale est composé de trois grades : commissaire, commissaire divisionnaire et commissaire général. Les commissaires de Police sont souvent sur le terrain avec leurs équipes. Ils sont placés sous la responsabilité du ministre de l'Intérieur. De plus, ces fonctionnaires de la Police nationale dépendent du corps de conception et de direction de la hiérarchie. La personne qui dirige une enquête de police est en fait le ou la procureur(e) de la République, qui est un ou une magistrat(e) à la tête du parquet ou ministère public. Il est destinataire des plaintes et signalements. Il dirige les enquêtes, décide des poursuites et veille à l'application de la loi qui représente les intérêts de la société. On se plaît souvent à dire que le ou la procureur(e) de la République est l'avocat(e) de la société en tant que structure humaine et organisation sociétale. Il ou elle doit suivre le déroulement de l'information judiciaire. Bien que souvent des juges apparaissent dans les romans de Maigret, ce sont des juges d'instruction, qui peuvent être désignés dans le cas d'affaires pénales graves ou complexes. Le juge est un magistrat du siège et non pas du parquet, les magistrats du parquet plaident debout, ceux du siège assis, rattachés à un tribunal judiciaire qui peut rendre des décisions de justice. Il est chargé de l'instruction des affaires et peut déléguer la réalisation de certains actes qu'un officier de police judiciaire va réaliser comme des perquisitions, des saisies, des auditions, etc., ou à un autre juge, on parle alors de commission rogatoire. Un lecteur spécialiste de ces questions pourra peut-être me dire après avoir lu mon texte que du « temps » de Jules Maigret les choses étaient différentes et que George Simenon avait raison. Je prendrai connaissance de ses remarques et critiques avec beaucoup d'intérêt et je les intégrerai à mes connaissances et à mes raisonnements.

Remarquons simplement que les enquêtes du commissaire Jules Maigret commencent toutes sans la présence d'un procureur de la République. Pour Georges Simenon, le magistrat ne peut pas s'introduire dans le monde de tous les jours que fréquentent Maigret et ses adjoints. Le magistrat pour Simenon reste un homme théorique, il est étranger au monde de la fusion, de la soudure ou de la concrescence de deux classes sociales, celle d'une certaine bourgeoisie ou aristocratie qui joue au bridge et pratique le tennis avec celle d'un peuple laborieux et prolétaire. Jules Maigret qui mène ses enquêtes à la manière d'un diagnostic médical reste malgré tout étranger à un syllogisme, un raisonnement déductif rigoureux qui, ne supposant aucune proposition étrangère sous-entendue, lie des prémisses à une conclusion.

Il existe une abondance de personnages du monde judiciaire chez Simenon. Toutefois *Les témoins* un roman policier de Georges Simenon, publié en 1955 aux Presses de la Cité, écrit à Shadow Rock Farm, Lakeville dans le Connecticut en septembre 1954, est le seul roman où le personnage principal est un magistrat même si, dans cet ouvrage, deux histoires se combinent. Accusé d'avoir tué sa femme qu'on a retrouvée morte, décapitée sur une voie ferrée, Dieudonné Lambert comparaît devant une cour d'assises présidée par le juge Lhomond qui à la faveur d'un état second, s'interroge sur les preuves qui fondent la culpabilité en justice. C'est le roman des malentendus, des faux semblants où Lhomond pense que sa femme simule la maladie alors qu'elle en mourra au contraire avant la fin du livre.

Maigret se trompe trop souvent sur la procédure pénale, comme les policiers se trompent et que les juges ou procureurs se trompent également, chez Simenon. Ce n'est pas un policier qui a le pouvoir de décider du placement en détention provisoire d'un suspect dans *La nuit du carrefour* ; ni un procureur qui a le choix d'inculper un témoin dans *Maigret et la grande perche*. Il n'est pas nécessaire de présenter un mandat de garde à vue dans *Maigret et l'homme tout seul*.

Mais même si Georges Simenon et donc Jules Maigret se trompent, ce n'est absolument pas important, car ce qui compte, c'est que l'intérêt de l'œuvre persiste.

Georges Simenon fait de Jules Maigret un justicier qui s'arroge, au-delà des pouvoirs qui lui sont conférés par la loi qu'il ne respecte pas toujours, et avec une hubris, une attitude excessive, passionnelle, orgueilleuse, transgressive, le droit d'accorder ou non sa clémence ou sa vindicte, sa compassion, voire son amitié ou son mépris… L'empreinte obscure de l'œuvre de Simenon, sans être cynique, impose une empreinte morale prédominante, qui définit une forme particulière d'humanité.

Le roman *Les vacances de Maigret* se déroule aux Sables-d'Olonne à la fin des années 1940. L'enquête se déroule du 4 au 8 août. À peine arrivée en vacances en compagnie de son mari, madame Maigret ressent un mal-être et déclenche ce que l'on appelle une « crise d'appendicite » bien que les appendicites ne fassent jamais de crise, on parle plutôt d'appendicite aiguë qui se manifeste par des symptômes tels que des douleurs abdominales, de la fièvre ou des troubles digestifs. Pour poser le diagnostic, le médecin complète son examen clinique par des examens complémentaires : analyse de sang, échographie et parfois scanner. Il s'agit le plus souvent d'une infection brutale. Madame Maigret, qui était venue en vacances chez sa sœur et son beau-frère d'après l'épisode de la série des téléfilms Maigret/Bruno Cremer, doit être opérée d'urgence. Georges Simenon ne peut vraiment pas se passer de la maladie et des médecins. À la clinique tenue par des religieuses, où le commissaire rend régulièrement visite à sa femme, une religieuse infirmière glisse dans la poche de Maigret une lettre où sont écrits ces mots : « *Par pitié, demandez à voir la malade du 15* ». Le lendemain, Hélène Godreau, la jeune fille de la chambre 15, meurt des suites d'une fracture du crâne.

La rédaction du manuscrit ou du tapuscrit qui a été détruit par l'auteur a été réalisée au 325 W. Frnaklin Street, Tucson en Arizona, du 11 au 20 novembre 1947 à ce que l'on sait. Il semble bien qu'il faudrait valider cette information et qu'il y a eu une publication d'une préoriginale en feuilleton dans *Ici Paris*, *Fantasia* n° 137 autour du 17 février 1948. L'édition originale est achevée d'imprimer le 14 juin 1948 à Paris aux Presses de la Cité ; 18,5 x 12 cm, 188 pages ; couverture blanche papier fort, jaquette illustrée en couleurs. Il y a eu aussi une publication d'une bande dessinée dans l'hebdomadaire *Samedi-Soir*, durant l'année 1952 et 1953 sous la forme d'un dessin de Jacques Blondeau.

Des traductions ont été produites en allemand : *Maigret macht Ferien*, *Maigret rnimmt Urlaub*, en anglais en 1950 *: A Summer Holiday* (première édition anglaise) et en 1953 : *No vacation for Maigret* (première édition américaine). On trouve aussi : *Maigret on Holiday* et une traduction en italien réalisée en 1954 : *Le vacanze di Maigret.*

Les adaptations pour la télévision sont :

Les vacances de Maigret, téléfilm canadien de Robert Choquette dont la première diffusion semble être de 1956.

On Holiday, un téléfilm anglais d'Eric Taylor, avec un scénario de Margot Bennett avec : Rupert Davies (Maigret), Ewen Solan, Helen Shingler, Neville Jason, Victor Lucas, Griffiths Jones, Perlita Neilson, Bernard Kay, Nanette Newman… Première diffusion : BBC TV (Grande-Bretagne), le 2 janvier 1961.

Maigret en vacances, téléfilm français de Claude Barma, adaptation et dialogues de Jacques Rémy et Claude Barma. Avec : Jean Richard (Maigret), Jean Desailly, Georges Aubert, Michel Coussonneau, Jean Hebey, Chantal Banlier, Gisèle Casadesus…

Première diffusion : TV 1 (France), le 10 avril 1971. (Série des téléfilms Maigret/Jean Richard ; 14)

Les vacances de Maigret, téléfilm français de Pierre Joassin, avec un scénario de Catherine Ramberg et Pierre Joassin. Avec : Bruno Crémer (Maigret), Anne Bellec, Ronny Coutteure, Alain Doutey, Catherine Aymerie, Christine Divito, Vincent Grasse, Yolande Moreau, Pierre Laroche, Etienne Draber, Dominique MacAvoy, Jeanine Godinas... Première diffusion en 1995. (Série des téléfilms Maigret/Bruno Crémer ; 19)

Le commissaire Maigret n'a pas le temps de répondre à l'appel désespéré lancé par la religieuse infirmière. Le lendemain, Hélène Godreau qui n'a que dix-neuf ans et qui occupe la chambre 15 meurt des suites d'une fracture du crâne. Deux jours plus tôt, elle était tombée de la voiture conduite par son beau-frère, le Docteur Philippe Bellamy. Maigret se sent fautif.

Nous y voilà : un médecin qui a produit un accident qui est devenu mortel.

Le Docteur Philippe Bellamy est un homme d'âge mûr, froid, sûr de lui qui donne l'impression de n'avoir peur de rien. Il est marié à Odette qui est âgée, elle, de vingt-cinq ans. Il y a donc une différence d'âge marquée. La sœur d'Odette Bellamy est Hélène Godreau qui vient de décéder à la clinique où est hospitalisée Madame Maigret. Le Docteur Philippe Bellamy voue à sa femme un amour total, passionné et il est extrêmement jaloux. À chaque fois qu'il s'absente, il enferme son épouse dans la chambre ou la confie à la garde tatillonne de sa propre mère.

Maigret s'intéresse à Philippe Bellamy et veut le rencontrer. Le médecin se prête facilement au jeu du commissaire et même l'invite chez lui, pour qu'ils se rencontrent et peut-être un peu pour provoquer Maigret. Dans l'entrée de la demeure, les deux hommes croisent une jeune fille qui semble complètement effrayée par le médecin. Elle s'enfuit en courant dès qu'elle aperçoit le praticien. Instinctivement, Maigret ressent que la jeune fille qui court vit ce qui semble être un danger. Il ne sait même pas qui elle est et Bellamy feint de ne pas la connaître. Le lendemain, à la stupeur générale, la jeune fille est retrouvée morte dans son lit. Elle a été étranglée au début de la nuit. À l'évidence Maigret comprend que c'est sans doute pour la faire taire. La jeune assassinée se nomme Lucile Duffieux et n'a que quatorze ans. Elle est la sœur d'Émile, un jeune journaliste qui a précipitamment quitté la maison familiale quelques jours auparavant pour partir à Paris. En fait Émile Duffieux n'est jamais arrivé à Paris. Maigret apprend qu'Odette Bellamy a une amie, Olga, une couturière-lingère qu'elle visite régulièrement sous l'allégation d'essayages de vêtements. En fait Odette se rend chez Olga pour y rencontrer son amant, qui n'est autre qu'Émile.

Maigret doit protéger Olga.

Philippe Bellamy en fait est la proie d'une jalousie morbide qu'il ne peut réprimer. Il avoue naturellement comme pour soulager les tensions qui le rongent. Après avoir découvert que sa femme le trompait avec Émile, il a fait venir son rival dans son cabinet médical et l'a tué d'un coup de couteau. Hélène Godreau et Lucile Duffieux servaient toutes deux de messagères aux deux amants qui se retrouvaient chez Olga. Hélène Godreau, se trouvant en voiture avec le Docteur Philippe Bellamy, a découvert le couteau qui a frappé Émile. Elle devine que son beau-frère a tué l'amant de sa sœur et s'affole. En se débattant, elle tombe de la voiture du Docteur Philippe Bellamy et se brise le crâne, elle en décédera. Philippe Bellamy, emporté dans son délire, tue la sœur d'Émile, la jeune Lucile Duffieux, pour qu'elle se taise.

Alors que le médecin a prévu de supprimer Olga pour avoir abrité les ébats amoureux de sa femme et d'Émile, Maigret l'en empêche.

George Simenon avec ce roman traite d'une pathologie effroyable et c'est un médecin qui en est atteint : la jalousie. La jalousie est l'un des sentiments négatifs les plus dangereux et destructeurs qui peuvent bouleverser la vie d'un couple, mais pas seulement. La jalousie peut toucher l'ensemble des relations humaines. Nous le voyons dès la constitution d'un groupe même de trois personnes, il y a presque toujours de la jalousie. Il s'agit d'un trouble qui affecte et empoisonne non seulement l'existence de celui ou celle qui l'éprouve, mais également de celui ou celle qui en est le destinataire. Paradoxalement, la jalousie peut atteindre l'objectif qu'elle prétend éviter, c'est-à-dire la rupture du couple.

La jalousie ordinaire est celle que nous pouvons tous ressentir, dont nous avons souffert à un moment ou un autre dans nos relations si nous sommes confrontés à la peur de perdre, notamment la personne aimée, et de se retrouver seul.

Il existe une autre jalousie : le délire chronique de jalousie qui survient chez des sujets paranoïaques et qui constitue une variété de délire passionnel. Le sujet a la conviction a priori d'être trompé, le plus souvent sans fondements réels. Dans le roman qui nous intéresse, la tromperie est avérée, mais n'élimine pas le délire, d'autant plus que le comportement du délirant jaloux peut entraîner une conduite d'évitement du conjoint qui peut l'amener à justement le tromper. Le jaloux qui est sujet à un délire passionnel garde toutefois dans tous les autres domaines une pensée cohérente et un comportement adapté.

Le délire chronique de jalousie survient donc chez des sujets qui présentent une paranoïa, une méfiance délirante qui les envahit à long terme. Les individus souffrant de ce trouble de la personnalité peuvent être hypersensibles. Ils croient être menacés et tentent de chercher tout signe de menace.

La jalousie pathologique constitue une variété de délire passionnel. Freud et Jacques Lacan ont montré ce que la jalousie exacerbée, comme dans le délire de jalousie, recèle de désirs d'infidélité projetés sur le partenaire et d'intérêt homosexuel pour le rival. Les délires passionnels regroupent : l'érotomanie que nous avons étudiée avec le roman de Georges

Simenon, *Monsieur lundi*, les délires de jalousie que nous étudions avec *Les vacances de Maigret* et les délires de revendication. Ils ont été regroupés et qualifiés de passionnels à cause de la nature des sentiments vécus et des thèmes qui les inspirent. Ces états ont en commun d'être des états délirants chroniques débutant généralement brusquement par une interprétation ou par une intuition délirante. Ils peuvent dans un deuxième temps s'enrichir de nombreuses interprétations délirantes et comportent en général une forte participation affective pouvant être à l'origine de passage à l'acte, que nous voyons à trois reprises avec *Les vacances de Maigret.* Les délires passionnels ont une construction dite « en secteur », car ils ne s'étendent pas à l'ensemble de la vie psychique, affective ou relationnelle de l'individu qui en souffre et les idées délirantes restent centrées sur l'objet et la thématique quasi unique du délire.

Le délire de jalousie touche principalement des hommes. Il s'installe le plus souvent de façon insidieuse, il va se nourrir et se développer aux dépens d'événements anodins qui feront l'objet d'interprétations délirantes. Nous pouvons noter qu'il peut s'associer fréquemment à un alcoolisme chronique qui peut, dans certains cas, favoriser la survenue d'un passage à l'acte, c'est-à-dire à la lyse du sujet qui rend jaloux comme chez Simenon.

Encore une fois, Simenon avec le Docteur Jules Maigret, explore la sémiologie, la clinique et les comportements d'un assassin pathologique, ici un médecin. Il le fait merveilleusement avec toutefois, je le pense, l'enseignement de médecins qui l'instruisent dans ces domaines des pathologies psychiatriques si particulières et si difficiles à cerner. C'est d'ailleurs l'attrait du lecteur pour ce genre de pathologies qui fait le succès des œuvres de Simenon et de la personnalité du Docteur Jules Maigret, car les lecteurs se ressentent tangents à ces malades et à leurs maladies. La peur de franchir l'irréparable et de les rejoindre excite leurs sensations à la lecture des observations médicales du Docteur Georges Simenon.

Nous pouvons avancer avec *Monsieur lundi* et *Les vacances de Maigret* que le génial et habile Georges Simenon, en plus de nous subjuguer, de nous assujettir à son pouvoir d'écrivain avec la méthode d'investigation du Docteur Jules Maigret basée sur la méthode médicale, nous subjugue et nous « domine ». Il façonne et modèle notre imaginaire, en lui faisant explorer des pathologies psychiatriques très particulières et peut connues dans lesquelles nous redoutons de tomber et de nous noyer.

Simenon dans ces romans est à la fois générateur de psychopathologie et en même temps thérapeute ce qui lui donne une faculté de séduction incomparable, qui explique en partie son immense succès.

Pourquoi utiliser vingt-sept pseudonymes ? Un trait d'une psychopathologie ?

Le romancier belge, nous l'avons vu, a écrit 193 romans, 158 nouvelles, plusieurs œuvres autobiographiques et de nombreux articles et reportages publiés sous son propre nom Georges Simenon. Il a aussi créé 176 romans, des dizaines de nouvelles, contes galants et articles parus sous 27 pseudonymes.

Le besoin de se donner autant d'identités différentes pour raconter, dire, s'exprimer, se raconter, se relater et se dire montre la complexité phénoménale de la personnalité que Georges Simenon supporte et avec laquelle il devait partager sa vie à chaque instant.

Sa personnalité complexe pourrait aussi expliquer sa relation particulière avec la médecine.

Durant sa carrière, Simenon a donc usé de nombreux pseudonymes, quels sont-ils et comment les utilise-t-il ?

Germain d'Antibes, n'a servi qu'à un seul roman *Hélas ! Je t'aime.*

Aramis, Bobette, La Déshabilleuse, Gemis ou Gémis, Jean, Miquette, Mitsi, Pan, Plick et Plock, Jean Sándor ou Sandor, Le Vieux Suiveur étaient réservés aux contes et nouvelles publiés dans des journaux humoristiques et des revues légères.

Christian Brulls (mais aussi *C. Brulls, Christian Bull's* ou *Christian Brull's*) était destiné aux productions que l'on pourrait qualifier de haut de gamme.

Georges Caraman était utilisé pour des reportages.

J.-K. Charles ne servit exclusivement qu'à une chronique policière.

Jacques Dersonne, Jean Dorsage ou Jean Dossage, Georges-Martin Georges, Gaston Vialis ou *Gaston Viallis, G. Violis et G. Vialio* ont été utilisés pour les productions bas de gamme, sur les couvertures des fascicules Ferenczi.

Luc Dorsan (*Dorsan, Luc Donan ou Donan*), *Kim* étaient utilisés pour la production galante ou badine, ainsi que pour les contes et nouvelles publiés dans des journaux humoristiques et des revues légères.

Gom Gut comme *Gom-Gut* et isolément *Gom* et *Gut* étaient réservés à la production galante ou polissonne, ainsi qu'aux aux contes et nouvelles publiés dans des journaux humoristiques et des revues légères.

Georges d'Isly n'a servi que pour un seul roman, *Étoile de cinéma.*

Monsieur le Coq a servi à signer les 784 articles de la chronique *Hors du poulailler*, publiés à partir de 1919 dans *La Gazette de Liège* un quotidien régional belge créé en 1840.

« *Les années que j'ai passées à la Gazette, rôdant, pour la chronique locale, dans les rues et les marchés de la ville et me remplissant les yeux d'images, me reviennent souvent à la mémoire* » est un extrait de lettre, parue dans *La Gazette de Liège* en 1964 dans un supplément spécial sorti à l'occasion de l'agrandissement de ses locaux. Il est signé de la main de Georges Simenon, alors âgé de 61 ans. Il a toujours éprouvé de « *la tendresse et de la reconnaissance* », selon ses termes, pour le journal dans lequel il a véritablement débuté sa carrière dans l'écriture.

Jean du Perry était utilisé pour les productions bas de gamme, sur les couvertures des fascicules *Ferenczi* a servi également pour *Marie-Mystère*, un roman.

Poum et Zette, incombaient à la production osée, ainsi qu'aux contes et nouvelles publiés dans des journaux humoristiques et des revues légères.

Georges Sim ou *Georges Simm*, *G. Sim, Geo Sim* et *Sim* étaient employés pour le haut de gamme et quelques fois pour signer des contes publiés dans des journaux humoristiques et des revues légères.

Le pseudonyme *Trott* est mentionné sur un document d'archives, mais ne semble pas avoir été employé.

Tout un chacun interprète ses multiples pseudonymes comme un moyen d'écrivain pour pouvoir produire dans différentes revues et éditions sans entamer la susceptibilité de ceux qui y détenaient le pouvoir, le pouvoir de le faire écrire, de l'éditer ou de ne pas le faire écrire, de ne pas l'éditer, c'est-à-dire le pouvoir de le faire exister ou disparaître en tant qu'écrivain.

L'éditeur est le support de l'écrit, il est le véritable géniteur pour l'écrivain, un père ou une mère qui renferme l'immense complexité d'un parent, un lien familial unique.

C'est ici un domaine dissimulé, occulte et ésotérique que celui des relations entre un écrivain et son éditeur. La publication d'une œuvre est un travail de couple le créateur et le révélateur, le diffuseur. L'un ne va pas sans l'autre et ils sont liés le plus souvent par un contrat qui les associe au même titre qu'un « mariage » de raison plus que d'amour ; les lecteurs ne le savent pas, l'ignorent le plus souvent.

Écrivains et éditeurs ne se rencontrent presque jamais physiquement, c'est par missives, courriels et coups de téléphone qu'ils échangent, formulent leurs desiderata et leurs souhaits. Parfois même il faut négocier, marchander, « discuter le bout de gras ».

Similitudes entre Georges Simenon et un autre auteur, André Franquin

Génial et délicat auteur et dessinateur, rempli d'humour malgré ses pathologies envahissantes et terrifiantes[15] André Franquin[16] cristallise magistralement avec son personnage Aimé De Mesmaeker, Monsieur De Mesmaeker les rapports auteur-éditeur. Monsieur De Mesmaker apparaît dans la bande dessinée de la série Gaston Lagaffe et fait un certain nombre d'apparitions dans la bande dessinée Spirou et Fantasio[17].

Franquin crée avec Yvan Delporte le 28 février 1957 un personnage qui pourrait être un « *contre-personnage, une contre-personnalité* » : Gaston Lagaffe. D'ailleurs dans les dessins de la série, Franquin se met en scène avec le seul personnage de

---

15 L'album de Spirou et Fantasio, QRN sur Bretzelburg, la cinquante-neuvième histoire et le dix-huitième album de la série de bande dessinée Spirou et Fantasio, par André Franquin (dessinateur) et Greg (scénariste), est l'album de trop pour André Franquin et en 1961, il s'effondre, et subit un état dépressif. Un état dépressif doublé d'une hépatite virale, qui vont l'empêcher de dessiner pendant plus d'un an, la parution de l'histoire doit être interrompue jusqu'en 1963. C'est à partir de la page dix-neuf que les choses vont se compliquer pour Franquin, au moment de représenter l'intérieur du palais du Royaume du Bretzelburg, notamment les meubles : il ne se sent plus capable de réaliser un décor graphiquement intéressant.

16 André Franquin, né en Belgique en 1924, est le dessinateur de la série Spirou et Fantasio. À la fin des années 1950, il crée en compagnie d'Yvan Delporte, le rédacteur en chef de l'époque, le personnage de Gaston Lagaffe pour animer le journal Spirou.

17 De Mesmaeker apparaît à deux reprises dans la série Spirou et Fantasio : dans l'histoire Bravo les Brothers (album Panade à Champignac), par Franquin, puis, beaucoup plus tard, dans La Colère du Marsupilami, de Yoann et Vehlmann.

dessinateur des bureaux Dupuis : Lebrac. Nous ne pouvons avoir aucun doute.

Lebrac, dessinateur du Journal, en fait le seul dans la série, est à l'évidence l'autoportrait de Franquin qui se met en scène en miroir de Gaston. Apparu en même temps que Prunelle, dans le gag 207, il est souvent habillé d'un pull-over rouge, d'un jean et a des cheveux noirs. Il a le même type d'apparence que Gaston, lui en rouge, Gaston en vert, Gaston un gros nez rond, Lebrac un long nez allongé. Toujours de bonne humeur et même parfois hilare comme pour conjurer son vrai tempérament. Il prend les gaffes de Gaston avec amusement et son caractère artistique apprécie parfois le désordre causé par Gaston, quand toutefois il n'est pas la victime de ses gaffes. Gaston et Lebrac sont proches comme un père peut l'être d'un fils et un fils d'un père. Lebrac est amoureux d'une secrétaire de la rédaction, l'idylle qui a permis la naissance de Gaston ? Elle est aussi très proche de Gaston sans jamais passer à l'acte. Il est un expert du jeu de mots comme Franquin l'est.

« *La fatalité ne choisit pas ses victimes. Lebrac en est une comme les autres. Il est le personnage dont je me sens le plus proche. C'est un dessinateur, copain de Gaston. Et parfois, victime aussi. Mais il est incapable d'en vouloir à Gaston. Il est trop indulgent.* » nous dit Franquin[18]

Originellement, Gaston est un personnage secondaire qui vit dans les locaux même des éditions Dupuis et qui a pour chef Fantasio. Gaston est un antihéros, apprécié par les lecteurs. Franquin s'est centré sur cette série en abandonnant Spirou et Fantasio en 1968.

Monsieur De Mesmaeker est un puissant homme d'affaires qui doit signer d'importants contrats avec le Journal de

---

[18] Retrouvez Lebrac dans les albums suivants :
Gaston n° 4 - Gaston n° 5 - Gaston n° 6 - Gaston n° 7 - Gaston n° 8 - Gaston n° 9 - Gaston n° 10 - Gaston n° 11 - Gaston n° 12 - Gaston n° 13 - Gaston n° 14 - Gaston n° 15 - Gaston n° 16 - Gaston n° 17 - Gaston n° 18 - Gaston n° 19

Spirou, sans jamais y parvenir. Les gags qui font intervenir Monsieur De Mesmaeker sont de perpétuels actes manqués et des non-réalisations, ce que craignent avant tout les auteurs, car un auteur n'a le plus souvent qu'un éditeur, alors qu'un éditeur a toujours plusieurs auteurs. Le combat est en permanence en déséquilibre, en défaveur de l'auteur et en faveur de l'éditeur. Lors des apparitions de Monsieur De Mesmaeker, le journal Spirou figure et représente l'écrivain et Monsieur De Mesmaeker l'éditeur et son pouvoir de faire vivre et exister l'œuvre que l'écrivain a mis tant de temps à réaliser et où il a mis toute son âme.

Dans l'œuvre de Franquin, le Journal de Spirou est l'auteur, le créateur, c'est Franquin tandis que Monsieur De Mesmaeker représente l'éditeur et ses pouvoirs de faire vivre ou pas l'auteur.

Franquin et sa subtilité dessine et fait prendre vie à une statue tutélaire qui se dit d'une divinité qui possède un rôle protecteur à l'image d'un Ange tutélaire, qui tient sous sa garde, qui protège contre l'adversité, qui devrait être attentif, bon et protecteur, mais pour lequel on redoute toujours un abandon, une séparation qui signifierait une absence de protection et donc une destruction, un anéantissement, ce que redoute en premier lieu tout créateur, ici l'auteur. Un auteur est un créateur, un concepteur, un artiste qui vit et dont la vie est entretenue par sa création, l'acte de sa création et la matière de cette dernière. Sa vie est sa création.

Franquin a fait une dépression en raison d'un trop-plein de projets, Spirou, Gaston Lagaffe, etc., nous parlerions aujourd'hui d'un burn-out. La série Spirou devient pour lui une contrainte et non plus un plaisir, les personnages principaux ne lui appartenant pas.

En effet, l'album de Spirou et Fantasio, QRN sur Bretzelburg, la cinquante-neuvième histoire et le dix-huitième album de la série de bande dessinée Spirou et Fantasio, est l'album de trop pour André Franquin et en 1961, il s'effondre et subit un état dépressif. Un état dépressif doublé d'une hépatite virale, qui va l'empêcher de dessiner pendant plus d'un an, la parution de l'histoire doit être interrompue jusqu'en 1963, soit deux années d'arrêt. C'est à partir de la page dix-neuf que les choses vont se compliquer pour Franquin, au moment de représenter l'intérieur du palais du Royaume du Bretzelburg, notamment les meubles : il ne se sent plus capable de réaliser un décor graphiquement intéressant.

Nous pourrions nous poser la question, est-ce que cet état dépressif est réactionnel et donc banal ou bien révèle-t-il une pathologie plus profonde, une psychopathologie endémique à sa personnalité, ce que tend à montrer le corpus de l'œuvre de Franquin ?

« *C'est Greg qui m'a dit texto : "Tu devrais inventer un homme d'affaires qui essaie de faire signer des contrats et qui n'y arrive jamais." Évidemment, je ne sais pas ce qu'il y a dans ces contrats. Ce qui m'intéresse à chaque fois, c'est : comment cela va-t-il échouer cette fois-ci ? En vérité, il est déjà arrivé que les contrats aient été signés. Mais une crotte d'un pigeon recueilli par Gaston est tombée sur la signature, et une autre fois une invention de Gaston les a déchiquetés.* (...) *Le personnage existait déjà lorsque Jidéhem est arrivé un jour en riant et disant - "Il ressemble à mon père". Et je lui ai dit que s'il était d'accord on pourrait l'appeler De Mesmaeker.* » Franquin[19]

L'état dépressif et réactionnel d'André Franquin en fait ne semble pas banal, il semble bien révéler une pathologie plus profonde, une psychopathologie endémique à sa personnalité.

C'est avec un des personnages d'André Franquin que nous pouvons le diagnostiquer. Ce personnage si particulier et atypique, présent comme un cheveu sur la soupe dans l'œuvre

[19] Retrouvez De Mesmaeker dans les albums suivants :
Gaston n° 2 - Gaston n° 3 - Gaston n° 4 - Gaston n° 5 - Gaston n° 6 - Gaston n° 7 - Gaston n° 8 - Gaston n° 9 - Gaston n° 10 - Gaston n° 11 - Gaston n° 12 - Gaston n° 13 - Gaston n° 14 - Gaston n° 15 - Gaston n° 16 - Gaston n° 17 - Gaston n° 18 - Gaston n° 19

iconique de Franquin, c'est Bertrand Labévue. Le nom nous indique ce que veut incarner Franquin, la bévue : Labévue.

Une bévue est une méprise, une erreur grossière due à l'ignorance ou à l'inadvertance. Les synonymes sont : bavure, bêtise, erreur, étourderie, faute, faux pas, maladresse, méprise, quiproquo, sottise, boulette, bourde, gaffe, impair, maldonne, perle.

Une bévue est en fait un manque de discernement, qui est lui la capacité de l'esprit à juger clairement et sainement des choses. Un manque de la capacité de l'esprit à juger clairement et sainement des choses est une pathologie de l'esprit : une maladie mentale, la maladie mentale que Franquin dans son œuvre sculpte et fait présente comme elle est présente en lui.

Bertrand Labévue partage avec Gaston et Jules l'amour de la musique, car il est une partie de Gaston.

Bertrand Labévue supporte une grande paire de lunettes qui lui cache la moitié du visage et le dissimule comme la maladie enferme la vraie personnalité de celui qui la subit. Il a les cheveux noirs comme Lebrac et Gaston et présente des dents de lapin. Les dents sont porteuses d'une haute valeur symbolique et cela à travers les âges et les cultures humaines. Elles sont un signe de vitalité, de beauté, de spiritualité, de réussite et de santé ; elle représente aussi l'expression de l'héritage génétique. L'anomalie de la dentition dite des dents de lapin se manifeste par une mauvaise position des dents du haut, les incisives du haut, qui saillent vers l'avant. Ce phénomène est généralement lié à une succion prolongée du pouce pendant la petite enfance. S'il est normal de sucer son pouce durant le plus jeune âge, le fait de prolonger cette habitude jusqu'à l'âge de la petite enfance, où apparaissent les dents définitives démontre un trouble de développement psychoaffectif ou plus grave. Bernard Labévue par ce signe induit qu'il renferme au cœur de sa personnalité un trouble ancien et sérieux. Il est malade. Il porte toujours une veste ouverte démontrant qu'il n'est pas encore achevé dans le déroulement de son comportement. La preuve en est qu'il est déprimé la plupart du temps, comme André est lui aussi déprimé la plupart du temps.

« *Aussi bien Prunelle que Gaston ou Bertrand Labévue, tous trois détiennent un morceau de moi-même…* » nous dit Franquin.

Il est initialement présenté dans la bande 347, envoyé par Gaston pour le remplacer pour la journée. Il est d'abord aussi maladroit que lui, en laissant tomber une bouteille d'encre sur le visage de Fantasio[20]. Il revient dans la planche 735, déprimé et abattu, au bureau de Gaston. Gaston et un autre de ses amis, Jules, tentent de lui remonter le moral qui ne va pas, comme le moral des trois amis ne va pas.

« *Si je poussais à fond un personnage nerveux angoissé comme Prunelle, ce serait épatant, parce que je dessinerais entièrement dans une facette de mon caractère. Aussi bien Prunelle que Gaston ou Bertrand Labévue, tous trois détiennent un morceau de moi-même…* » Franquin[21]

Jules ou Jules-de-Chez-Smith-en-Face,[22] surnom donné par Gaston, car le nom de famille de Jules n'est pas connu, on suppose qu'il s'appelle Jules Laboulette, en référence au titre de l'album 11 : « Gaffes, bévues et boulettes ». Laboulette n'est bien évidemment pas anodin et reprend la même sémantique que Labévue.

Il travaille dans un bureau en face le Journal Spirou où travaille Gaston, dans l'immeuble de l'autre côté de la rue, chez Smith d'où son nom. On ne connaît pas l'activité exacte de Smith. Il

---

[20] Franquin, A., Jidéhem, & Delporte, Y. (2018). Les gaffes d'un gars gonflé. Dupuis

[21] Retrouvez Labévue dans les albums suivants :
Gaston n° 5 - Gaston n° 8 - Gaston n° 10 - Gaston n° 11 - Gaston n° 12 - Gaston n° 13 - Gaston n° 14 - Gaston n° 16 - Gaston n° 17

[22] Retrouvez Jules dans les albums suivants :
Gaston n° 4 - Gaston n° 5 - Gaston n° 6 - Gaston n° 8 - Gaston n° 9 - Gaston n° 10 - Gaston n° 11 - Gaston n° 12 - Gaston n° 13 - Gaston n° 14 - Gaston n° 15 - Gaston n° 16 - Gaston n° 17 - Gaston n° 18 - Gaston n° 19

fuit le travail comme Gaston et d'ailleurs comme Bernard. Il participe et fait partie du Gang des Gaffeurs et au groupe les « Moon Module Mecs », le groupe musical, dont il est le batteur. Le groupe est rebaptisé « Moon Module » et est constitué de Gaston, Bertrand et lui.

Jules est mentionné pour la première fois, sans apparaître immédiatement à l'image, dans le gag n° 211

Je ne peux m'empêcher d'évoquer la Mouette rieuse qui à elle seule est un traité de psychiatrie et de maladies mentales !

La Mouette Rieuse : « *Elle est capable, grâce à sa gueule triste, de décourager, et même de déprimer les gens. Elle a un caractère dégueulasse, c'est vraiment un monstre. Mais elle aime bien rire. C'est la complice de Gaston, elle l'aide à faire des farces.* » Franquin[23]

C'est en 1977 qu'André Franquin crée les *Idées noires* dans le supplément autonome et éphémère du Journal de Spirou, *Le Trombone illustré*. Ces gags « noirs » trouveront ensuite une tribune au sein du magazine *Fluide glacial* où se poursuivra la merveilleuse et sombre saga qui compte en tout et pour toutes 65 planches !

Dans *Idées noires*, il va traiter le thème de la mort qui le hante et de celui de la bêtise humaine, qui l'obsède à travers diverses corporations comme les militaires, les chasseurs, les curés, les sportifs, les technocrates… mais jamais les médecins et les soignants.

« *Les* Idées noires, *c'est du Gaston trempé dans la suie* », selon Franquin, qui nous dit aussi :

« Cela vient sûrement d'une tendance à la dépression qui n'était pas mortelle, car ce sont tout de même des gags pour faire rire, non ? (…) Ils n'ont pas de lien direct avec ma propre déprime, car je n'ai pas fait des

---

[23] Retrouvez la mouette dans les albums suivants :
Gaston n° 11 - Gaston n° 12 - Gaston n° 13 - Gaston n° 14 - Gaston n° 15 - Gaston n° 16 - Gaston n° 17 - Gaston n° 18 - Gaston n° 19

histoires tristes qui se prennent au sérieux. Mes "idées noires" sont vraiment une rigolade, et pas autre chose que de la rigolade ! »

En mars 1977 André Franquin et Yvan Delporte commencent une sorte de contre-journal (rappelons-nous Gaston, la contre-personnalité) autonome appelé *Le Trombone illustré,* lié à l'hebdomadaire *Spirou.* La bande dessinée s'ouvre à un public adulte par la création de revues spécialisées comme : *Métal hurlant*, *L'Écho des savanes*, *Fluide glacial*... L'idée est de proposer aux jeunes lecteurs du magazine de la maison Dupuis des récits différents, exonérés des codes de la BD franco-belge. Des auteurs qui n'auraient jamais travaillé dans le *Spirou* traditionnel sont sollicités comme Gotlib que j'ai eu la chance de rencontrer et avec qui j'ai échangé surtout sur sa vision de son Tarzan, Tardi, F'Murr, Moebius, Bilal...

Le Trombone illustré s'arrêtera après 30 numéros et Franquin donne corps à son œuvre la plus intime et la plus torturée, il se donne en fait lui-même, loin de l'humour « facile » et consensuel de son héros Gaston Lagaffe.

Prenant le contre-pied des productions tout en couleurs, *Idées noires* est réalisé en noir et blanc, et même en noir exclusivement, car l'encre de Chine à l'image de ses pensées et ressentiments envahit tous les personnages, qui ne sont que des silhouettes. « *Les Idées noires, c'est du Gaston trempé dans la suie* », disait fréquemment Franquin qui meurt libéré de ses tourments en 1997. Franquin a alors 53 ans et est au sommet de son art. Le premier Festival d'Angoulême lui a décerné son grand prix, trois ans plus tôt.

Dans la conception de leurs œuvres respectives, Georges Simenon et André Franquin se rejoignent et leurs personnalités « pathologiques » s'y révèlent.

Franquin s'incarne dans son œuvre, il y place sa contre-personnalité avec Gaston, il s'expose et expose ce qu'il redoute en lui.

Simenon, lui, expose ses craintes et ses troubles dans les personnages de ses romans, les victimes et les criminels. Ses angoisses, ses frayeurs et ses troubles sont incarnés et décrits chez les autres, ses multiples personnages. Sa boulimie et son obsession caractéristiques et pathologiques obligent Simenon à perpétuellement écrire afin de soulager ses tensions psychiques.

On peut retrouver ce phénomène aujourd'hui dans les pulsions incontrôlables des joueurs, notamment ceux de jeux vidéo et des collectionneurs de tout poil monomanes, obsédés et obnubilés par leurs achats compulsifs sur des plateformes de l'Internet qui les dépouillent et leur font amasser objets et babioles.

Georges Simenon doit impérativement écrire, créer de nouveaux personnages pour y loger ses angoisses, ses peurs et ses troubles à travers ses personnages ce qui nous permet de poser le constat et de démontrer son profond malais à vivre.

Quel est donc ce malaise ? Son malaise c'est sa vie tout entière qu'il subit dès sa naissance et plus particulièrement vers treize ans lorsqu'il est confronté à la pire angoisse existentielle de la perte. La perte potentielle de son père. La perte d'une mère ou d'un père est la perte de soi-même, de nous-mêmes. Nos géniteurs sont notre source. Ils connaissent eux le secret, les arcanes, le sous-jacent, l'intimité et le pourquoi de notre création qui nous restent impénétrables et inaccessibles à jamais à nous-mêmes.

Exposer la sémiologie de ses troubles psychiques ne suffit pas pour Simenon à se soigner, il lui faut un thérapeute, un soignant dont il est sûr et qui ne le trahira pas, qui gardera ses secrets. Ne l'oublions pas, Georges Simenon est obsessionnel, on aurait dit du temps de mes études qu'il était atteint d'une névrose phobo-obsessionnelle, ou obsessionnelle. Comme tous les patients dans ce cas il se retient et protège ses démons, il ne peut pas les exposer sinon il ne les maîtrisera plus et ils l'envahiront. Seuls les rituels créés par le patient, ses rituels, ses cérémonials, ses liturgies autogénérés et subjectifs arrivent à cadrer les monstres, les chimères lucifériennes qui l'habitent et le hantent. Les dire c'est les libérer, elles échappent alors aux rituels, aux offices qui doivent les maintenir, les contenir, ces créatures malfaisantes qui l'envahissent afin de le détruire. Le patient est perdu.

Seuls un soignant, un médecin psychiatre ou non, peut aider ces patients, car il est tenu impérativement et déontologiquement à un secret absolu : le secret médical.

Alors bien qu'il aille consulter et on sait par Denyse Simenon dans son livre, *Un oiseau pour le chat,* qu'il est pris en main par un médecin psychothérapeute et psychiatre qui au contraire de l'améliorer et de l'aider, le perturbera et le troublera encore plus, Georges Simenon se crée le thérapeute parfait, le thérapeute qu'il veut et qu'il désire, son propre thérapeute. Il sait le faire, car il a failli « faire » médecine.

Comme l'a fait Franquin avec Gaston, Simenon va se créer un contre-personnage, un thérapeute, un psychothérapeute qui est une contre-personnalité, sa propre contre-personnalité : il crée le commissaire Maigret. Maigret est l'antinomie de Simenon et Maigret soigne Simenon.

Jules Maigret est l'opposé de Georges Simenon. Il est calme, non violent, placide, patient, serein et il sait prendre son temps. Loin d'être obsédé, il est routinier, il aime la vie simple avec le plaisir de pratiquer la pêche qui fait partie de l'écoulement rassurant de sa vie. Maigret est fidèle à sa femme et forme un couple fusionnel, s'il doit avoir du retard, il rassure et prévient sa femme en lui téléphonant.

Si l'on se réfère à la nouvelle de Simenon, *Tempête sur la Manche*, Jules Maigret s'est marié « tard ». Si l'on se rapproche de son roman *La Première Enquête de Maigret,* il s'est marié à vingt-cinq ans. Madame Maigret, prénommée Louise, est une épouse aimante et patiente dans son rôle d'épouse discrète et effacée, mais toujours présente ; elle se satisfait de sa place. Louise est Alsacienne, élevée à Paris par un oncle et une tante. On l'imagine, en lisant Simenon, bonne cuisinière. C'est grâce à un camarade de l'école de médecine de Nantes que Maigret a fait sa connaissance.

D'après certaines exégèses de Maigret, Louise serait appelée Henriette dans *L'amie de madame Maigret*. Henriette est le prénom de la mère de Georges Simenon. Henriette Brüll était une ancienne vendeuse *« blonde, boulotte, frisottée, ayant l'air d'un chanteur de Van Eyck »*.

D'après Marie-Claire Desmette, dans *Les aveux de Madame Maigret* (extraits d'un roman en préparation) il s'agirait d'un simple lapsus :

« Je n'aime pas particulièrement mon prénom, mais je ne le déteste pas autant que Jules exècre le sien. Pour lui faire plaisir, Sim a tenté de remplacer Jules par Joseph. C'est pire, a dit l'intéressé. Depuis, Sim s'en tient à Maigret. Dans la vie et les livres.

Dans la vie, il m'appelle toujours poliment "Madame Maigret" et c'est ce nom qu'il a mis dans les livres. Sauf une fois, il m'a donné le prénom de sa mère, "Henriette", dans cette enquête (décidément, il faudra que j'en parle) où j'arrive à la vérité avant mon commissaire de mari. Si j'avais le courage de lire les livres et les revues de psy de Jules, et si j'y comprenais quelque chose, je pourrais sans doute tirer d'intéressantes conclusions de ce lapsus.

Je suis Louise pour ma sœur, je suis Louise pour Jules et Tante Louise pour Colette.

Nous nous appelons parfois Maigret et Madame Maigret. Surtout dans les moments de taquinerie. En voici la raison… »

Pour expliquer le caractère si particulier et si bienveillant, paternaliste et protecteur de Maigret, qui devient son médecin aimable et chaleureux, Simenon pense et imagine que Maigret à un moment de sa vie a dû immensément souffrir. Cette souffrance, le fait humain, le rend humain et compréhensible envers les autres et envers Simenon qui lui fait alors vivre la pire des choses, la perte d'un enfant, d'une petite fille.

Les Maigret n'ont pas d'enfant. Le couple a perdu une petite fille à la naissance et n'en parle jamais. C'est un silence permanent qui envahit aussi bien Jules que Louise. Leurs silences assourdissants et tapageurs, leur retenue et leur discrétion brossés par Simenon qui leur attribue des sentiments qu'il esquisse à traits légers engendrant le portrait d'un duo uni alors que Simenon, lui, n'a connu que la désunion.

C'est ainsi, en écrivain de génie et en écrivain génial, que Georges Simenon se crée ce thérapeute sur mesure, à sa mesure, à ses dimensions. Jules Maigret tout au long de sa vocation de commissaire médecin va aider et permettre à Simenon de mieux vivre et ce mieux-vivre entretiendra son thérapeute. De là, une dynamique de ce couple créateur-créature va fonctionner et permettre aux deux d'exister et bientôt personne ne fera plus la différence entre Simenon et Maigret et entre Maigret et Simenon. Un des couples les plus magiques et stupéfiants de l'histoire de la littérature francophone est ainsi né et va pouvoir s'entraider pour exister.

Peut-on conclure ?

Nous avons longuement évoqué et démontré que Georges Simenon utilisait la méthode médicale pour structurer la méthode d'investigation du personnage qu'il a créé, le commissaire Jules Maigret. On peut retrouver ce procédé dans d'autres romans policiers de la main de ce génie.

Nous pouvons aussi évoquer que Jules Maigret a pu être dans son processus de création inspiré à Simenon par un policier très célèbre à l'époque où Simenon engendre Maigret.

L'écrivain belge francophone Georges Simenon, auteur de 192 romans signés de son nom, dont 75 enquêtes du commissaire Maigret, a traversé le XXe siècle. Si quelques titres, comme *Les Frères Rico* ou *Trois chambres à Manhattan* ont pour cadre les États-Unis, où Simenon a vécu entre 1945 et 1955, d'autres l'Afrique, *Le Coup de lune* ou l'URSS pour *Les Gens d'en face*, ses romans se passent majoritairement en France, de sorte que, instinctivement, son univers fait songer aux rues de Paris ou aux canaux du Nord. L'univers du commissaire Maigret se situe donc essentiellement en France, entre le début des années 1930, décennie du premier roman, et le début des années 1970, décor du dernier récit.

Le personnage du commissaire Maigret, créé en 1929, apparaît en premier en ébauche dans quatre romans : *Train de Nuit*, *La Figurante*, *La Femme Rousse*, *La Maison de l'inquiétude*, que Simenon écrit sous divers pseudonymes. Par exemple *Train de nuit* est écrit sous le pseudonyme Christian Brulls. Simenon les considérait comme de primitives esquisses, il ne considérait pas les romans signés de pseudonymes comme appartenant vraiment à son œuvre.

Puis Simenon écrit le premier roman officiel de la saga maigretienne, *Pietr le Letton*, à bord de l'Ostrogoth, le Four à

Chaux, près de Morsang-sur-Seine en Essonne, très probablement en mai 1930. L'incertitude du lieu de la rédaction demeure encore aujourd'hui, certaines sources indiquent : à Stavoren aux Pays-Bas, au début de l'hiver 1929-1930. Elles précisent aussi que les deux premiers chapitres ont très vraisemblablement été écrits à Wilhemshafen en Allemagne. Selon le livre de comptes de Simenon : à Delfzijl aux Pays-Bas, en septembre 1929.

Maigret est « officiellement lancé » comme le personnage principal d'une série de romans policiers lors d'un « spectacle » organisé par l'auteur lui-même. Cette présentation a lieu le soir du 20 février 1931, avec la connivence du journaliste Pierre Lazareff, dans le cabaret de La Boule noire à Paris, lors d'une grande fête dénommée « Le bal anthropométrique » où le Tout-Paris avait été convié[24].

Pour expliquer la naissance de Maigret, il faut évoquer Marcel Guillaume, un policier que la presse de l'entre-deux-guerres surnommait « L'As de la PJ ». Un flic craint, respecté et redouté par tout le milieu du grand banditisme de l'époque.

Marcel Guillaume était un homme considéré par sa hiérarchie comme le meilleur enquêteur du « 36 quai des Orfèvres ». Chef de la brigade spéciale de la police judiciaire de 1928 à 1937, période où Georges Simenon crée et imagine Jules Maigret. Le commissaire divisionnaire Guillaume a dirigé la plupart des grandes affaires criminelles parisiennes de son temps. Il était né le 17 octobre 1872 à Épernay et il mourut dans sa 91e année le 10 février 1963 à Bayeux. Sa sépulture se trouve au cimetière de l'Ouest (section 36, n° 109 C). Elle est considérée administrativement à l'état d'abandon depuis 1978, et susceptible d'être reprise d'un jour à l'autre, effaçant ainsi le souvenir de cet enquêteur hors pair, personnage important

[24] Site gallica.bnf.fr, article de Jean-François Merle, *Le Bal anthropométrique de Simenon, la naissance d'un phénomène d'édition.*

de l'histoire de la Police, mais aussi de la littérature et du cinéma. Un collectif tente d'y remédier.

D'abord apprenti épicier, il essaie une carrière dans l'armée où il s'engage quatre ans, puis il rentre dans l'administration. Il épouse Élise Émilie Duponnois, la fille du commissaire de police François, Victor Amédée Duponnois. Cette union et les relations de son beau-père vont changer sa situation professionnelle. En janvier 1900, Marcel Guillaume intègre la police comme enquêteur stagiaire, au commissariat du quartier de la Chapelle. Il monte progressivement en grade, passant des concours administratifs et devient commissaire en 1913. En 1928, il est nommé commissaire divisionnaire au Quai des Orfèvres, où il dirige de 1930 jusqu'à sa retraite en 1937, la célèbre brigade criminelle, qui est appelée alors Brigade spéciale 1. Celle-ci est chargée des enquêtes de crime de sang, alors que la Brigade spéciale 2 enquête sur les vols et que la Brigade spéciale 3 sur les escroqueries. Il va élucider la plupart des affaires criminelles parisiennes de meurtres, de l'arrestation des criminels de la Bande à Bonnot à l'interrogatoire du tueur en série Landru, en passant par l'enquête sur l'assassinat du président Doumer ou le dossier du diamantaire Mestorino. Il s'occupe de l'affaire Violette Nozière dont il est le seul à croire à la version des faits. Il est contre la peine de mort.

Marcel Guillaume a eu à braver, à démêler et à élucider toutes sortes de meurtres et de crimes. Il sera réclamé en 1945 pour intégrer le groupe d'enquête international afin d'élucider la mort d'Adolf Hitler à Berlin. À 65 ans, tout en le regrettant, il doit partir à la retraite et ouvre une agence de détective privé. Lors de sa retraite définitive, Marcel Guillaume vit à Tribehou, dans le département de la Manche, où il publie ses mémoires sous la forme d'un feuilleton dans le quotidien *Paris-Soir* (48 articles parus en 1937).

Il est fier de sa méthode d'interrogatoires novatrice, qu'il pratique en y ajoutant sa finesse psychologique. Le commissaire Guillaume va devenir l'une des sources d'inspiration d'un jeune écrivain en devenir, un certain Georges Simenon. Sous sa plume, Marcel Guillaume va alors se métamorphoser sur le papier en un flic qui répond au nom de Jules Maigret. La confusion est si bien entretenue qu'aujourd'hui encore tout le monde ou presque a oublié le nom du commissaire Marcel Guillaume, pour ne retenir que celui de Maigret.

En 1937, Georges Simenon avoue s'être inspiré largement et très librement de Marcel Guillaume pour créer Jules Maigret. Malgré le succès des Maigret, le directeur de la Police judiciaire, Xavier Guichard, les juges pollués d'erreurs, comme le fait qu'un commissaire de police parisien mène des enquêtes en province et parfois de son propre chef[25] et ne parlons pas d'enquêtes à l'étranger, dans *Un crime en Hollande* ou *Le pendu de Saint Pholien.*

Marcel Guillaume montre à Georges Simenon ses méthodes d'investigation et notamment son intuition d'être sensible à la psychologie. La propre psychologie de Marcel Guillaume lui sert à faire avouer les coupables. Simenon, ancien étudiant en médecine, obnubilé par les pathologies aura, lui, l'intuition d'intégrer à la méthode de Marcel Guillaume la méthode médicale résolvant ainsi des crimes et surtout des meurtres induits par des malades ou se réalisant dans une ambiance comparable à une pathologie.

Par la suite, Marcel Guillaume et Simenon deviennent de vrais amis et Simenon tire de nombreux renseignements de leurs conversations. Marcel Guillaume est séduit par la méthode de Simenon et Simenon par l'expérience de Marcel Guillaume.

Simenon pousse même la fusion de faire apparaître Xavier Guichard, le directeur de la Police judiciaire de l'époque, dans certains de ses romans en tant que supérieur et protecteur de Jules Maigret. Un collaborateur de Marcel Guillaume, dénommé Février, devient « l'inspecteur Janvier » dans les enquêtes de Maigret.

---

[25]Jusqu'en 1966, un policier parisien n'avait aucun droit ni pouvoir, hors du département de la Seine.

Mais malgré son talent, son génie et sa géniale création, Georges Simenon fait une erreur en se rapprochant de la méthode médicale, car il n'a évidemment pas pratiqué la médecine. Il fait réaliser à son héros, Jules Maigret une seule enquête à la fois et sur un temps court, limité, bien évidemment et nous le comprenons pour des raisons littéraires et de lecture de son œuvre. Un médecin, lui, fait ses enquêtes médicales pour élaborer et donner un diagnostic, son diagnostic étant le résultat de son enquête, sur un temps parfois long, sauf et on l'espère pour les urgences. De plus un médecin exécute, réalise plusieurs enquêtes médicales à la fois, car il voit plusieurs patients par jour. Rappelons-nous le Docteur Pardon qui en voit jusqu'à 28 dans un après-midi. Ici Georges Simenon s'éloigne de la pratique de la médecine, car bien évidemment et nous l'avons démontré : Georges Simenon, même s'il fait réaliser ses enquêtes à son héros Le Docteur Jules Maigret, n'a jamais été et n'est pas médecin, ce qui est pour lui un drame.

Les Maigret par Georges Simenon

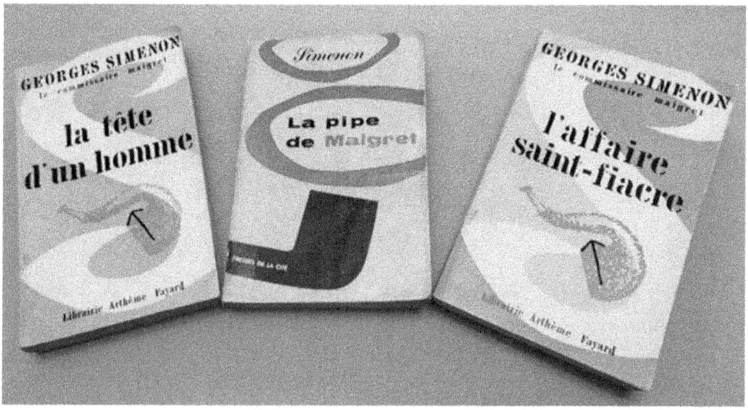

Des exemplaires anciens appartenant à l'auteur

© *Photographie Jacques Jaume*

Notre catalogue s'appuiera essentiellement sur les recherches bibliographiques du site Repérages, www.reperages.ch

L'œuvre des Maigret rassemble 103 enquêtes (75 romans et 28 nouvelles). On parle de cycle officiel auquel on peut rajouter quatre prototypes de 1929 sous pseudonymes (Georges Sim et Christian Brulls).

À noter que la première enquête officielle de Maigret racontée dans *Pietr-le-Letton* n'a été que la cinquième à être publiée.

LES 4 PROTO-MAIGRET :

La Femme rousse

La figurante

La maison de l'inquiétude

Le train de nuit

LES 75 ROMANS :

Pietr le Letton (1930)

Le charretier de la Providence (1930)

Monsieur Gallet, décédé (1930)

Le pendu de Saint-Pholien (1930)

La tête d'un homme (1931)

Le chien jaune (1931)

La nuit du carrefour (1931)

Un crime en Hollande (1931)

Au Rendez-vous des Terre-neuvas (1931)

La danseuse du Gai-Moulin (1931)

La guinguette à deux sous (1931)

L'ombre chinoise (1931)

L'affaire Saint-Fiacre (1932)

Chez les Flamands (1932)

Le port des brumes (1932)

Le fou de Bergerac (1932)

Liberty Bar (1932)

L'écluse n° 1 (1933)

Maigret (1934)

Les caves du Majestic (1939)

La maison du juge (1940)

Cécile est morte (1940)

Signé Picpus (1941)

Félicie est là (1942)

L'inspecteur Cadavre (1943)

Maigret se fâche (1945)

Maigret à New York (1946)

Les vacances de Maigret (1947)

Maigret et son mort (1947)

La première enquête de Maigret (1948)

Mon ami Maigret (1949)

Maigret chez le coroner (1949)

Maigret et la vieille dame (1949)

L'amie de madame Maigret (1949)

Les Mémoires de Maigret (1950)

Maigret au Picratt's (1950)

Maigret en meublé (1951)

Maigret et la Grande Perche (1951)

Maigret, Lognon et les gangsters (1951)

Le revolver de Maigret (1952)

Maigret et l'homme du banc (1952)

Maigret a peur (1953)

Maigret se trompe (1953)

Maigret à l'école (1953)

Maigret et la jeune morte (1954)

Maigret chez le ministre (1954)

Maigret et le corps sans tête (1955)

Maigret tend un piège (1955)

Un échec de Maigret (1956)

Maigret s'amuse (1956)
Maigret voyage (1957)
Les scrupules de Maigret (1957)
Maigret et les témoins récalcitrants (1958)
Une confidence de Maigret (1959)
Maigret aux assises (1959)
Maigret et les vieillards (1960)
Maigret et le voleur paresseux (1961)
Maigret et les braves gens (1961)
Maigret et le client du samedi (1962)
Maigret et le clochard (1962)
La colère de Maigret (1962)
Maigret et le fantôme (1963)
Maigret se défend (1964)
La patience de Maigret (1965)
Maigret et l'affaire Nahour (1966)
Le voleur de Maigret (1966)
Maigret à Vichy (1967)
Maigret hésite (1968)
L'ami d'enfance de Maigret (1968)
Maigret et le tueur (1969)
Maigret et le marchand de vin (1969)
La folle de Maigret (1970)
Maigret et l'homme tout seul (1971)
Maigret et l'indicateur (1971)
Maigret et Monsieur Charles (1972)

LES 28 NOUVELLES :

L'affaire du boulevard Beaumarchais (1936)
La péniche aux deux pendus (1936)
La fenêtre ouverte (1936)
Peine de mort (1936)
Les larmes de bougie (1936)
Rue Pigalle (1936)
Monsieur Lundi (1936)
Une erreur de Maigret 1936)
Jeumont, 51 minutes d'arrêt (1936)
Mademoiselle Berthe et son amant (1938)
Tempête sur la Manche (1938)
Le notaire de Châteauneuf (1938)
L'improbable Monsieur Owen (1938)
Ceux du Grand Café (1938)
L'Étoile du Nord (1938)
L'auberge aux noyés (1938)
Stan le tueur (1938)
La vieille dame de Bayeux (1938)
L'amoureux de madame Maigret (1938)
L'homme dans la rue (1939)
Vente à la bougie (1939)
Menaces de mort (1941-1942)
La pipe de Maigret (1945)
Le témoignage de l'enfant de chœur (1946)
Le client le plus obstiné du monde (1946)
Maigret et l'inspecteur Malgracieux (1946)
On ne tue pas les pauvres types (1946)
Un Noël de Maigret (1950)

Il existe également un index des enquêtes du commissaire Maigret par ordre de rédaction et un index par ordre de parution (Site www.reperages.ch)

L'INDEX par ordre de parution 1930 - 1992 recense :

Les 103 enquêtes qui composent le cycle officiel des Maigret (soit 75 romans et 28 nouvelles) ;

Les 4 proto-Maigret, publiés sous des pseudonymes et n'appartenant pas au cycle officiel ;

Les 2 recueils de romans ;

Les 4 recueils de nouvelles ;

Les 8 textes que Simenon a consacrés à Maigret, sous la forme d'article, de préface ou de lettre.

<u>1930</u>

Octobre : *Train de nuit* - Rédaction : juillet ou août 1929 - (proto-Maigret)

<u>1931</u>

Février : *Monsieur Gallet, décédé* - Rédaction : été 1930

Février : *Le pendu de Saint-Pholien* - Rédaction : automne 1930

Mars : *Le charretier de La Providence* -Rédaction : été 1930

Avril : *Le chien jaune* - Rédaction : mars 1931

Mai : *Pietr-le-Letton* - Rédaction : début de l'hiver 1929 [?]

Juin : *La nuit du carrefour* - Rédaction : avril 1931

Juillet : *Un crime en Hollande* - Rédaction : mai 1931

Août : *Au Rendez-Vous des Terre-Neuvas* - Rédaction : juillet 1931

Septembre : La tête d'un homme - Rédaction : février 1931

Novembre : *La danseuse du Gai-Moulin* - Rédaction : septembre 1931

Décembre : *La Guinguette à deux sous* - Rédaction : octobre 1931

<u>1932</u>

Janvier : L'ombre chinoise - Rédaction : décembre 1931

Février : *L'affaire Saint-Fiacre* - Rédaction : janvier 1932

Février : *La figurante* - Rédaction : fin de l'été 1929 [?] proto-Maigret

Février : *La maison de l'inquiétude* - Rédaction : automne 1929 [?] proto-Maigret

Mars : *Chez les Flamands* - Rédaction : janvier 1932

Avril : *Le fou de Bergerac* - Rédaction : mars 1932

Mai : *Le port des brumes* - Rédaction : février 1932

Juillet : *Liberty Bar* - Rédaction : avril 1932

<u>1933</u>

Avril : *La femme rousse* - Rédaction : fin de l'été 1929 [?] proto-Maigret

Juin : *L'écluse n° 1* - Rédaction : avril 1933

<u>1934</u>

Janvier : *Maigret reprend du service* - Rédaction : janvier 1934, article

Mars : *Maigret* - Rédaction : janvier 1934

<u>1942</u>

Octobre : *Maigret revient…* - recueil de romans

Octobre : *Cécile est morte* - Rédaction : décembre 1940

Octobre : *Les caves du Majestic* - Rédaction : décembre 1939

Octobre : *La maison du juge* - Rédaction : janvier 1940

<u>1944</u>

Janvier : *Signé Picpus*, recueil de romans

Janvier : *Signé Picpus* - Rédaction : été 1941

Janvier : *L'inspecteur Cadavre* - Rédaction : mars 1943

Janvier : *Félicie est là* - Rédaction : mai 1942

Mars : *Les nouvelles enquêtes de Maigret*, recueil de nouvelles

Mars : *La péniche aux deux pendus* - Rédaction : octobre 1936 nouvelle

Mars : *L'affaire du boulevard Beaumarchais* - Rédaction : octobre 1936, nouvelle

Mars : *La fenêtre ouverte* - Rédaction : octobre 1936, nouvelle

Mars : *Monsieur Lundi* - Rédaction : octobre 1936, nouvelle

Mars : *Jeumont, 51 minutes d'arrêt !* - Rédaction : octobre 1936, nouvelle

Mars : *Peine de mort* - Rédaction : octobre 1936, nouvelle

Mars : *Les larmes de bougie* - Rédaction : octobre 1936, nouvelle

Mars : *Rue Pigalle* - Rédaction : octobre 1936, nouvelle

Mars : *Une erreur de Maigret* - Rédaction : mars 1944, nouvelle

Mars : *L'amoureux de Madame Maigret* - Rédaction : hiver 1937-1938, nouvelle

Mars : *La vieille dame de Bayeux* - Rédaction : hiver 1937-1938, nouvelle

Mars : *L'auberge aux noyés* - Rédaction : hiver 1937-1938, nouvelle

Mars : *Stan-le-Tueur* - Rédaction : hiver 1937-1938, nouvelle

Mars : *L'Étoile du Nord* - Rédaction : hiver 1937-1938, nouvelle

Mars : *Tempête sur la Manche* - Rédaction : hiver 1937-1938, nouvelle

Mars : *Mademoiselle Berthe et son amant* – Rédaction : hiver 1937-1938, nouvelle

Mars : *Le notaire de Châteauneuf* - Rédaction : hiver 1937-1938, nouvelle

1947

Juillet : *La pipe de Maigret* - Rédaction : juin 1945, nouvelle

Juillet : *Maigret se fâche* - Rédaction : août 1945

Juillet : *Maigret à New York* - Rédaction : du 27 février au 7 mars 1946, roman

Octobre : *Maigret et l'inspecteur malchanceux*, recueil de nouvelles

Octobre : *Maigret et l'inspecteur malchanceux* - Rédaction : mai 1946, nouvelle

Octobre : *Le témoignage de l'enfant de chœur* - Rédaction : avril 1946, nouvelle

Octobre : *Le client le plus obstiné du monde* - Rédaction : mai 1946, nouvelle

Octobre : *On ne tue pas les pauvres types* - Rédaction : août 1946, nouvelle

1948

Mai : *Maigret et son mort* - Rédaction : du 8 au 17 décembre 1947

Juin : *Les vacances de Maigret* - Rédaction : du 11 au 20 novembre 1947

1949

Février : *La première enquête de* Maigret (1913) - Rédaction : du 22 au 30 septembre 1948

Juin : *Mon ami Maigret* - Rédaction : du 24 janvier au 2 février 1949

Octobre : *Maigret chez le coroner* - Rédaction : du 21 au 30 juillet 1949

1950

Février : *Maigret et la vieille dame* - Rédaction : du 29 novembre au 8 décembre 1949

Mai : *L'amie de Madame Maigret* - Rédaction : du 13 au 22 décembre 1949

Août : *Maigret et les petits cochons sans queue*, recueil de nouvelles

Août : *L'homme dans la rue* - Rédaction : 1939, nouvelle

Août : *Vente à la bougie* - Rédaction : 1939, nouvelle

1951

Janvier : *Les Mémoires de Maigret* - Rédaction : du 19 au 27 septembre 1950

Mars : *Un Noël de Maigret*, recueil de nouvelles

Mars : *Un Noël de Maigret* - Rédaction : du 17 au 20 mai 1950, nouvelle

Avril : *Maigret au Picratt's* - Rédaction : du 30 novembre au 8 décembre 1950

Juillet : *Maigret en meublé* - Rédaction : du 14 au 21 février 1951

Octobre : Maigret et la Grande Perche - Rédaction : du 1er au 8 mai 1951

1952

Février : *Maigret, Lognon et les gangsters* - Rédaction : du 1er au 8 octobre 1951

Septembre : *Le revolver de Maigret* - Rédaction : du 12 au 20 juin 1952

1953

Janvier : *Maigret et l'homme du banc* - Rédaction : du 11 au 19 septembre 1952

Juillet : *Maigret a peur* - Rédaction : du 20 au 27 mars 1953

Novembre : *Maigret se trompe* - Rédaction : du 24 au 31 août 1953

1954

Mars : *Maigret à l'école* - Rédaction : du 1er au 8 décembre 1953

Juin : *Maigret et la jeune morte* - Rédaction : du 11 au 18 janvier 1954

Été : *Maigret chez le ministre* - Rédaction : du 16 au 23 août 1954

1955

[Sans précision] : *Maigret et le corps sans tête* - Rédaction : janvier 1955

Octobre : *Maigret vient au théâtre* - Rédaction : [?] texte

Octobre : *Maigret tend un piège* - Rédaction : du 5 au 12 juillet 1955

1956

Septembre : *Un échec de Maigret* - Rédaction : du 26 février au 4 mars

1957

Mars : *Maigret s'amuse* - Rédaction : du 6 au 13 septembre 1956

Décembre : *Maigret voyage* - Rédaction : du 10 au 17 août 1957

1958

Juin : *Les scrupules de Maigret* - Rédaction : du 9 au 16 décembre 1957

1959

Mars : *Maigret et les témoins récalcitrants* -Rédaction : du 16 au 23 octobre 1958

Septembre : *Une confidence de Maigret* - Rédaction : du 26 avril au 3 mai 1959

1960

Mai : *Maigret aux Assises* - Rédaction : du 17 au 23 novembre 1959

Novembre : *Maigret et les vieillards* - Rédaction : du 15 au 21 juin 1960

1961

Novembre : *Maigret et le voleur paresseux* - Rédaction : du 17 au 23 janvier 1961

1962

Avril : *Maigret et les braves gens* - Rédaction : du 5 au 11 septembre 1961

Novembre : *Maigret et le client du samedi* - Rédaction : du 21 au 27 février 1962

1963

1er trimestre : *Maigret et le clochard* - Rédaction : du 26 avril au 2 mai 1962

4e trimestre : *La colère de Maigret* - Rédaction : du 13 au 19 juin 1962

1964

Juillet : *Maigret et le fantôme* - Rédaction : Du 17 au 23 juin 1963

Novembre : *Maigret se défend* - Rédaction : du 21 au 28 juillet 1964

1965

Novembre : *La patience de Maigret* - Rédaction : du 25 février au 9 mars 1965

1966

Décembre : *Maigret et l'affaire Nahour* - Rédaction : du 2 au 8 février 1966

1967

Sans précision : *L'improbable M. Owen* - Rédaction : juillet 1938 nouvelle

Sans précision : *Ceux du Grand-Café* - Rédaction : août 1938, nouvelle

Avril : *Le voleur de Maigret* - Rédaction : du 5 au 11 novembre 1966

1968

Janvier : *Maigret à Vichy* - Rédaction : du 5 au 11 septembre 1967

Sans précision : *Maigret hésite* - Rédaction : du 24 au 30 janvier 1968

Novembre : *L'ami d'enfance de Maigret* - Rédaction : Du 18 au 24 juin 1968

1969

Octobre : *Maigret et le tueur* - Rédaction : du 15 au 21 avril 1969

1970

Février : *Maigret et le marchand de vin* - Rédaction : du 23 au 29 septembre 1969

Novembre : *La folle de Maigret* - Rédaction : du 1er au 7 mai 1970

1971

Mai : *Maigret et l'homme tout seul* - Rédaction : du 1er au 7 février 1971

Octobre : *Maigret et l'indicateur* - Rédaction : du 5 au 11 juin 1971

1972

Juillet : *Maigret et M. Charles* - Rédaction : du 5 au 11 février 1972

1979

Octobre : *Lettre à Maigret* pour son cinquantième anniversaire, 1979

Rédaction : septembre (achevé le 26) 1979, article

1992

Août : *Menaces de mort* - Rédaction : hiver 1941-1942, nouvelle

Le commissaire Jules Maigret au cinéma

La Nuit du carrefour (1932) Film de Jean Renoir
1 h 15 min Sortie : 18 avril 1932. Policier, Drame

Le Chien jaune (1932) Film de Jean Tarride
1 h 28 min Sortie : 1er juin 1932 (France)

La Tête d'un homme (1933) Film de Julien Duvivier –
1 h 35 min Sortie : 18 février 1933

Picpus (1943) Film de Richard Pottier
1 h 35 min Sortie : 12 février 1943 (France)

Cécile est morte (1944) Film de Maurice Tourneur
1 h 18 min Sortie : 8 mars 1944

Les Caves du Majestic (1945) Film de Richard Pottier
1 h 40 min Sortie : 11 août 1945

L'Homme de la tour Eiffel (1949)
The Man on the Eiffel Tower - Film de Burgess Meredith
1 h 37 min Sortie : 18 janvier 1949 (France)

Brelan d'as (1952) Film de Henri Verneuil
1 h 58 min Sortie : 12 septembre 1952 (France)

Maigret dirige l'enquête (1956) Film de Stany Cordier
1 h 35 min Sortie : 25 janvier 1956 (France)

Maigret tend un piège (1958) Film de Jean Delannoy
1 h 59 min Sortie : 29 janvier 1958 (France)

Maigret et l'affaire Saint-Fiacre (1959) Film de Jean Delannoy
1 h 36 min Sortie : 2 septembre 1959

Maigret voit rouge (1963) Film de Gilles Grangier
1 h 24 min Sortie : 18 septembre 1963

Maigret fait mouche (1966)
Maigret und sein größter Fall Film de Alfred Weidenmann
1 h 28 min Sortie : 21 juin 1966 (France)

Le Commissaire Maigret à Pigalle (1966)
Maigret à Pigalle Film de Mario Landi
1 h 30 min Sortie : 21 juin 1967 (France)

Signé Furax (1981) Film de Marc Simenon
1 h 30 min Sortie : 1er avril 1981 (France)

Maigret et le corps sans tête (1991) Réalisation : Serge Leroy
1 h 30 min Sortie : 11 septembre 1991 (France).

Maigret et la nuit du carrefour (1992) Film d'Alain Tasma et Bertrand van Effenterre
1 h 28 min Sortie : 27 novembre 1992 (France).

Maigret chez les riches
Film de Denys Granier-Deferre

Maigret : La Nuit du carrefour (2017)
Maigret : Night at the Crossroads Téléfilm de Sarah Harding
1 h 28 min Sortie : 7 janvier 2018 (France).

Maigret in Montmartre (2017)
Maigret au Picratt's Téléfilm de Thaddeus O'Sullivan –
1 h 30 min Sortie : décembre 2017 (Royaume-Uni)

Maigret et son mort Téléfilm de Jon East
1 h 28 min

Maigret - Série radiophonique

Une adaptation des enquêtes du commissaire Maigret a été réalisée sous la forme d'une émission radiophonique, coproduction Programmes de France/Pierre Bellemare, réalisateur Jean Maurel, textes adaptés par Jean-Paul Rouland.

Cette émission a été diffusée de septembre 1962 à mars 1963.

Maigret - Séries télévisées à l'étranger

Deux séries télévisées ont vu le jour en Grande-Bretagne et en Italie :

La série britannique, intitulée *Maigret*, compte 52 épisodes de 50 minutes, en noir et blanc, diffusés du 31 octobre 1960 au 24 décembre 1963 sur la BBC. Maigret était interprété par Rupert Davies.

La série italienne, intitulée *Le inchieste del commissario Maigret*, compte 16 épisodes de 90 minutes diffusés du 27 décembre 1964 au 16 septembre 1972 sur la Rai Uno puis sur la Rai Due. Maigret était interprété par Gino Cervi, qui avait interprété auparavant Peppone de la série des Don Camillo.

La série télévisée Maigret avec Jean Richard

D'après *Mon ami Maigret*, sur ina.fr, 29 juin 1996, les *Enquêtes du commissaire Maigret* est une série télévisée française de 88 épisodes, dont 18 en noir et blanc. Ils ont une durée de 90 minutes en moyenne, et sont conçus par Claude Barma et Jacques Rémy d'après l'œuvre de Georges Simenon. C'est la première adaptation française pour la télévision.

Cette série télévisée a été diffusée entre le 14 octobre 1967 et le 2 mars 1972 sur la première chaîne de l'ORTF, puis entre le 20 juillet 1972 et le 10 juin 1990 sur Deuxième chaîne de l'ORTF puis Antenne 2. Elle a été rediffusée en 1987 sur La Cinq, puis du 6 juillet 19961 au 30 décembre 1998 sur La Cinquième.

Les épisodes sont filmés en situation contemporaine du tournage, avec scènes de rue en extérieur, en décors réels (au contraire des Maigret interprétés par Bruno Cremer, filmés, eux, en décors reconstitués des années 1950).

C'est Jean Richard qui interprète le commissaire Jules Maigret (1967-1990). En février 1967, la télévision française annonce la création de la série et une rencontre entre Jean Richard et Georges Simenon est organisée dans la maison de ce dernier, à Epalinges. En voyant Jean Richard, Georges Simenon s'écrie : « *Bravo ! vous tenez votre pipe comme quelqu'un qui a l'habitude. Ce n'est pas comme Gabin, on voyait à quinze mètres que ce n'était pas un vrai fumeur de pipe ! La vôtre est pourtant mal équilibrée, elle ne vous va pas très bien. Tenez, je vous offre ces deux-là. Ce seront les pipes de Maigret. Vous savez qu'il doit toujours en avoir deux sur lui. (...) J'espère qu'on va vous trouver une petite Mme Maigret bien dodue. Attention ! Il est tendre avec sa femme, Maigret. Mais il ne l'embrasse pas, il lui donne simplement une petite tape sur les fesse*s. » (Reportage de Janine Brillet, Télé 7 jours no 360, 11-17 février 1967, pages 12-13)

PREMIÈRE SAISON (1967)

1 *Cécile est morte,* d'après le roman éponyme de 1942.

2 *La tête d'un homme* (1re version), épisode fondé sur le roman éponyme de 1931.

DEUXIÈME SAISON (1968)

3 *Le Chien jaune* (1re version), épisode fondé sur le roman éponyme de 1931.

4 *Signé Picpus*, d'après le roman éponyme de 1944.

5 *L'Inspecteur Cadavre*, d'après le roman éponyme de 1944.

6 *Félicie est là*, d'après le roman éponyme de 1944.

Madame Maigret est interprétée par Micheline Francey en 1968 dans le quatrième épisode et décède le 1er janvier 1969

TROISIÈME SAISON (1969)

7 *La maison du juge*, d'après le roman éponyme de 1942.

8 *L'ombre chinoise,* d'après le roman éponyme de 1932.

9 *La nuit du carrefour* (1re version) épisode fondé sur le roman éponyme de 1931.

QUATRIÈME SAISON (1970)

10 *L'écluse n° 1*, d'après le roman éponyme de 1933.

11 *Maigret et son mort*, d'après le roman éponyme de 1948.

12 *Maigret*, d'après le roman éponyme de 1934.

CINQUIÈME SAISON (1971)

13 *Maigret à l'école*, d'après le roman éponyme de 1954.

14 *Maigret en vacances*, d'après le roman de 1948, Les vacances de Maigret.

15 *Maigret et le Fantôme*, d'après le roman éponyme de 1964.

16 *Maigret aux assises*, d'après le roman éponyme de 1960.

SIXIÈME SAISON (1972)

17 *Le port des brumes*, d'après le roman éponyme de 1932.

18 *Maigret se fâche*, d'après le roman éponyme de 1947.

19 *Pietr le Letton*, d'après le roman éponyme de 1931. C'est le premier épisode en couleur.

20 *Maigret en meublé*, d'après le roman éponyme de 1951.

SEPTIÈME SAISON (1973)

21 *Mon ami Maigret*, d'après le roman éponyme de 1949.

22 *Maigret et l'homme du banc*, d'après le roman éponyme de 1953.

23 *Maigret et la jeune Morte*, d'après le roman éponyme de 1954.

HUITIÈME SAISON (1974)

24 *Maigret et le corps sans tête*, d'après le roman éponyme de 1955.

25 *Maigret et la grande perche*, d'après le roman éponyme de 1951.

NEUVIÈME SAISON (1975)

26 *La folle de Maigret*, d'après le roman éponyme de 1970.

27 *La guinguette à deux sous*, d'après le roman éponyme de 1931.

28 *Maigret hésite*, d'après le roman éponyme de 1968.

DIXIÈME SAISON (1976)

29 *Maigret a peur*, d'après le roman éponyme de 1953.

30 *Un crime en Hollande*, d'après le roman éponyme de 1931.

31 *Maigret chez les Flamands*, d'après le roman Chez les Flamands publié en 1932.

32 *Les scrupules de Maigret*, d'après le roman éponyme de 1958.

ONZIÈME SAISON (1977)

C'est Annick Tanguy, qui interprète le rôle de Madame Maigret de 1977 à 1990. Elle est la véritable épouse du comédien Jean Richard. Elle a tourné dans plusieurs films dans les années 1950 et 60 aux côtés de nombreuses vedettes de l'époque. C'est sur une idée de Claude Barma qu'elle remplace Dominique Blanchar qui jusqu'à cette date interprétait ce rôle

33 *Maigret, Lognon et les gangsters*, d'après le roman éponyme de 1952.

34 *Maigret et Monsieur Charles*, d'après le roman éponyme de 1972.

35 *L'amie de madame Maigret*, d'après le roman éponyme de 1950.

36 *Au rendez-vous des Terre-Neuvas*, d'après le roman éponyme de 1931.

DOUZIÈME SAISON (1978)

37 *Maigret et le marchand de vin*, d'après le roman éponyme de 1970.

38 *Maigret et les témoins récalcitrants*, d'après le roman éponyme de 1959.

39 *Maigret et le tueur*, d'après le roman éponyme de 1969.

40 *Maigret et l'affaire Nahour*, d'après le roman éponyme de 1966.

TREIZIÈME SAISON (1979)

41 *Liberty Bar*, d'après le roman éponyme de 1932.

42 *Maigret et le fou de Bergerac*, d'après le roman Le Fou de Bergerac publié en 1932.

43 *Maigret et l'indicateur*, d'après le roman éponyme de 1971.

44 *Maigret et la dame d'Étretat*, d'après le roman Maigret et la vieille dame publié en 1950.

QUATORZIÈME SAISON (1980)

45 *L'affaire Saint-Fiacre*, d'après le roman éponyme de 1932.

46 *Le charretier de la Providence*, d'après le roman éponyme de 1931.

47 *Maigret et l'ambassadeur*, d'après le roman Maigret et les vieillards publié en 1960.

QUINZIÈME SAISON (1981)

48 *Le pendu de Saint-Pholien*, d'après le roman éponyme de 1931.

49 *Maigret en Arizona*, d'après le roman Maigret chez le coroner publié en 1949.

50 *Une confidence de Maigret*, d'après le roman éponyme de 1959.

51 *La danseuse du Gai-Moulin*, d'après le roman éponyme de 1931.

52 *Maigret se trompe*, d'après le roman éponyme de 1953.

SEIZIÈME SAISON (1982)

53 *Le voleur de Maigret*, d'après le roman éponyme de 1967.

54 *Maigret et l'homme tout seul*, d'après le roman éponyme de 1971.

55 *Maigret et les braves gens*, d'après le roman éponyme de 1962.

56 *Maigret et le clochard*, d'après le roman éponyme de 1963.

Dix-septième saison (1983)

57 *La colère de Maigret*, d'après le roman éponyme de 1963.

58 *Maigret s'amuse*, d'après le roman éponyme de 1957.

59 *La tête d'un homme* (2e version), d'après le roman éponyme de 1931.

60 *Un Noël de Maigret*, d'après le nouvel éponyme de 1950.

Dix-Huitième saison (1984)

61 *L'ami d'enfance de Maigret*, d'après le roman éponyme de 1968.

62 *Maigret se défend*, d'après le roman éponyme de 1964.

63 *La patience de Maigret*, d'après le roman éponyme de 1965.

64 *Maigret à Vichy*, d'après le roman éponyme de 1968.

65 *La Nuit du carrefour* (2e version), d'après le roman éponyme de 1931.

Dix-neuvième saison (1985)

66 *Le client du samedi*, d'après le roman Maigret et le Client du samedi publié en 1962.

67 *Le Revolver de Maigret*, d'après le roman éponyme de 1952.

68 *Maigret au Picratt's*, d'après le roman éponyme de 1951.

Vingtième saison (1987)

69 *Maigret chez le ministr*e, d'après le roman éponyme de 1954.

70 *Un échec de Maigret*, d'après le roman éponyme de 1956.

71 *Maigret voyage*, d'après le roman éponyme de 1957.

72 *Monsieur Gallet*, décédé, d'après le roman éponyme de 1931.

73 *Les caves du Majestic*, d'après le roman éponyme de 1942.

VINGT ET UNIÈME SAISON (1988)

74 *La pipe de Maigret*, d'après la nouvelle éponyme de 1947.

75 *Maigret et la vieille dame de Bayeux*, d'après la nouvelle La vieille dame de Bayeux publiée en 1939.

76 *Le chien jaune* (2e version), d'après le roman éponyme de 1931.

77 *Le notaire de Châteauneuf*, d'après la nouvelle éponyme de 1938.

78 *Maigret et le Témoignage de l'enfant de chœur*, d'après la nouvelle Le Témoignage de l'enfant de chœur publiée en 1947.

79 *Maigret et l'inspecteur malgracieux*, d'après la nouvelle éponyme de 1947.

80 *La morte qui assassina*, d'après la nouvelle Le client le plus obstiné du monde, publiée en 1947.

81 *Maigret et le voleur paresseux*, d'après le roman éponyme de 1961.

82 *Maigret et l'Homme dans la rue*, d'après la nouvelle L'Homme dans la rue publiée en 1940.

VINGT-DEUXIÈME SAISON (1989)

83 *Tempête sur la manche*, d'après la nouvelle éponyme de 1938.

84 *L'amoureux de Madame Maigret*, d'après la nouvelle éponyme de 1939.

85 *L'auberge aux noyés*, d'après la nouvelle éponyme de 1938.

86 *Jeumont, 51 minutes d'arrêt !* d'après la nouvelle éponyme de 1936.

VINGT-TROISIÈME SAISON (1990)

87 *Stan le tueur*, d'après la nouvelle éponyme de 1938.

88 *Maigret à New York*, d'après le roman éponyme de 1947.

La série télévisée Maigret avec Bruno Cremer

Cette série télévisée de Maigret est une série franco-belgo-helvético-tchèque en 54 épisodes de 90 minutes, d'après l'œuvre de Georges Simenon, diffusée en France entre le 1er décembre 1991 et le 23 décembre 2005 sur Antenne 2, puis France 2. Le producteur situe l'action de cette série dans les années 1950. La première saison de Maigret a été coproduite en 1991 par La Cinq mais la série ne sera jamais diffusée sur la chaîne, pour cause de dépôt de bilan.

Bruno Cremer est un acteur franco-belge né le 6 octobre 1929 à Saint-Mandé (Seine) et mort le 7 août 2010 dans le 14e arrondissement de Paris. En 2005, après une cinquantaine d'épisodes, il est doublé par Vincent Grass dans l'épisode *Maigret et l'étoile du Nord*. Bruno Cremer est touché par un cancer à la gorge qui l'empêche de bien s'exprimer, il décide d'arrêter son métier d'acteur après cet épisode. Il décède en 2010. Il restera à jamais à mon avis le meilleur Jules Maigret.

SAISON 1 (1991-1992)

1 *Maigret et la grande perche*

2 *Maigret chez les Flamands*

3 *Maigret et la maison du juge*

4 *Maigret et les plaisirs de la nuit*

SAISON 2 (1992-1993)

5 *Maigret et le corps sans tête*

6 *Maigret et la nuit du carrefour*

7 *Maigret et les caves du Majestic*

8 *Maigret se défend*

SAISON 3 (1993-1994)

9 *Maigret et les témoins récalcitrants*

10 *Maigret et l'homme du banc*

11 *La patience de Maigret*

SAISON 4 (1994-1995)

12 *Maigret et le fantôme*

13 *Maigret et l'écluse n° 1*

14 *Cécile est morte*

15 *Maigret se trompe*

16 *Maigret et la vieille Dame*

17 *Maigret et la vente à la bougie*

SAISON 5 (1995-1996)

18 *Les vacances de Maigret*

19 *Maigret et l'affaire Saint-Fiacre*

20 *Maigret et le port des brumes*

21 *Maigret et la tête d'un homme*

SAISON 6 (1996)

22 *Maigret en Finlande*

23 *Maigret tend un piège*

24 *Maigret a peur*

SAISON 7 (1997-1998)

25 *Maigret et l'enfant de chœur*

26 *Maigret et le Liberty-Bar*

27 *Maigret et l'improbable Monsieur Owen*

28 *Maigret et l'inspecteur Cadavre*

SAISON 8 (1999)

29 *Madame Quatre et ses enfants*

30 *Meurtre dans un jardin potager*

SAISON 9 (1999-2000)

31 *Un meurtre de première classe*

32 *Maigret voit double*

33 *Maigret chez les riches*

SAISON 10 (2001)

34 *Maigret et la croqueuse de diamants*

35 *Mon ami Maigret*

36 *Maigret et la fenêtre ouverte*

SAISON 11 (2002)

37 *Maigret et le marchand de vin*

38 *Maigret chez le ministre*

39 *Maigret et le fou de Sainte-Clothilde*

40 *Maigret et la maison de Félicie*

SAISON 12 (2002-2003)

41 *Maigret à l'école*

42 *Maigret et la princesse*

43 *Un échec de Maigret*

44 *Signé Picpus*

SAISON 13 (2003-2004)

45 *L'Ami d'enfance de Maigret*

46 *Les scrupules de Maigret*

47 *Maigret et les Petits Cochons sans queue*

48 *Maigret et le clochard*

49 *Maigret et l'ombre chinoise*

50 *Maigret chez le docteur*

SAISON 14 (2004-2005)

51 *Maigret en meublé*

52 *Maigret et la demoiselle de compagnie*

53 *Maigret et les sept petites croix*

54 *Maigret et l'étoile du Nord*

Les Enquêtes dentaires du commissaire Maigret par Xavier Riaud

Fin février, Gérard Depardieu incarnait le célèbre commissaire Maigret au cinéma, dans un film réalisé par Patrice Leconte. Avant cela, il avait été interprété par Bruno Crémer (1929-2010), bien connu pour ses « dents du bonheur ». Jules Maigret est un personnage de fiction créé par Georges Simenon (1903-1989). L'auteur, qui a écrit 75 romans et 28 nouvelles, parus entre 1931 et 1972, est réputé pour sa passion de la pipe. Outre les méfaits bien connus du tabac sur les dents et les gencives, les fumeurs de pipe présentent bien souvent des abrasions facilement identifiables aux bords libres des incisives à l'emplacement de l'ustensile.

L'Amie de Madame Maigret paraît en 1950. La femme du commissaire a rendez-vous chez le Dr Floresco, un dentiste roumain qui a son cabinet au 3e étage d'un immeuble en face du square d'Anvers à Paris. Arrivée à 11 h pour son rendez-vous de 11 h 15, comme à son habitude, elle retrouve sur un banc du square une jeune femme. Cette dernière est accompagnée d'un enfant de deux ans qu'elle lui confie « une minute ». Elle revient deux heures plus tard sans explication. De retour chez elle, Mme Maigret raconte l'histoire à son époux qui enquête quant à lui sur un nouveau crime. Un relieur de la rue de Turennes aurait brûlé un corps dans un calorifère où on découvre deux dents humaines. Celles-ci sont immédiatement transmises au laboratoire. Après examen, le rapport révèle qu'elles appartiennent à un homme d'environ 30 ans. On découvrira plus tard que les deux affaires sont intimement liées…

Maigret et la Grande Perche est publié en 1951. Ce roman met en scène une prostituée surnommée la Grande Perche. Cette dernière informe Maigret de la disparition de son mari, un cambrioleur notoire bien connu des services de police. Il a notamment dépouillé Guillaume Serre, un dentiste résidant à Neuilly. Dans le bureau de ce dernier, le corps d'une femme assassinée. Le praticien est un homme taciturne qui vit avec sa mère, sa femme a disparu. Maigret perquisitionne son cabinet et l'interroge. Un bras de fer s'engage entre les deux hommes, mais Maigret comprend vite que le dentiste protège la vraie coupable, sa mère, qui a tué son mari, la première femme de son fils et la seconde.

Maigret se défend paraît en 1964. Dans cet ouvrage, Maigret est acculé, ses supérieurs le poussent à la démission. L'homme enquête et découvre qu'un dentiste, François Mélan, est à l'origine de ses maux. Le policier lui rend visite sous couvert d'une consultation pour un contrôle bucco-dentaire et appelle le Pr Vivien, stomatologue et ancien assistant du praticien pour le questionner. Il finit par découvrir le pot aux roses : après avoir découvert une surveillance policière dans sa rue, le Dr Mélan a pris peur. Persuadé qu'on enquêtait sur lui en raison de ses crimes sexuels, il a préféré faire accuser Maigret pour se protéger.

Bibliographie

Alavoine Bernard : *Les souffrances du héros simenonien : le cas de Maigret et de quelques autres,* Université de Picardie Jules Verne, L'Œil critique, n° 8, 2003, p. 163-171,

Assouline Pierre, *Simenon*, Gallimard, 1998.

Baumgartner Emmanuèle et Ménard Philippe, *Le Dictionnaire étymologique et historique de la Langue française* - Le Livre de Poche, 1996

Bertrand Alain, *Georges Simenon : de Maigret aux romans de la destinée*, Éditions du C.E.F.A.L, 1994

Bertrand Alain, *Georges Simenon,* La Manufacture, 1988

Boudou Jacques, *Les nombreuses vies de Maigret,* Moutons Électriques, 2007

Carly Michel, *Simenon : la vie d'abord*, Éditions du Céfal, 2000

Deligny Pierre, *Jalons chronobiographiques*, dans le dernier volume de la série *Tout Simenon*, tome 27, Omnibus

Demoulin Laurent, *Simenon et la médecine : un lien étroit et complexe*, Histoire des Sciences médicales, tome XLVIV, n° 2, 2015

Demoulin Laurent, *Simenon, l'écrivain passionné de médecine*, Article, mai 2015

Desmette Marie-Claire, *Les aveux de Madame Maigret,* extraits d'un roman en préparation dans Traces n° 4,1992, Presses universitaires de Liège

Eskin Stanley, *Simenon, une biographie* - Presses de la Cité, 1990

Frachon Matthieu, *36, quai des Orfèvres : Des hommes, un mythe,* Monaco, du Rocher, 2011

Fallois Bernard de, *Simenon*, Éditions Rencontre, 1971.

Henry Gilles, *Commissaire Maigret qui êtes-vous* 1977, Plon

Lacassin Francis, *Dossier Simenon,* Magazine littéraire », n° 107, décembre 1975

Lapaque Sébastien, *Georges Simenon : du rififi chez les grands patrons,* Le Figaro, article publié le 08 avril 2020

Lapaque Sébastien : *Georges Simenon, le Petit Docteur, Le Figaro,* le 14 avril 2020

Lefebvre Pierre, *La médecine et les médecins dans l'œuvre de Georges Simenon*, Bull Acad Med Bel. 1990 ; 145 : 474-481

Lefèbvre Pierre, *La médecine et les médecins dans I'œuvre* de Georges Simenon Bull Acad Nat Med.2015 avril-mai ; 199(4-5) : 729-30.

Lefebvre Pierre, *Simenon et les Médecins : Un échange de correspondance à verser au dossier*, Rev Med Liège. 2003 ; 58 : 127-131.

Dr Massol Philippe, *Georges Simenon et les médecins : l'histoire d'une fascination,* D'après la communication La médecine et les médecins dans l'œuvre de George Simenon du Pr Pierre Lefebvre à l'Académie de Médecine le 19 mai 2015, Les Généralistes CSMF, 26 juin 2015

Menguy Claude, *De Georges Sim à Simenon* : bibliographie complète, Omnibus, 2004

Nau Jean-Yves : *Les ombres de Simenon à l'heure du Dr House,* Signé Pierre Godeau, Revue médicale suisse, 2014.10.432.1222_2

Proost, Philippe : *Simenon et les médecins,* Bruxelles : B & VB, 1989

Régnier Christian, *Georges Simenon et la médecine. Le sens clinique du romancier*, La Revue du praticien, 2003

Rutten Mathieu, *Simenon : ses origines, sa vie, son œuvre*, E. Wahle, 1986

Simenon Georges, *Médecins et malades dans l'œuvre de Georges Simenon*, 1975

Toubiana Serge et Schepens Michel, *Simenon cinéma,* - Paris, Textuel, 2003

Wenger Murielle, *Simenon, médecin de l'âme*, http://simenon-simenon.com

Wenger Murielle : *Le Dr Pardon*

Émission radio France : *Les Anneaux de Bicêtre* de Georges Simenon 5 épisodes

Émission L'heure du crime sur RTL avec Laurent Joly, le 7 janvier 2011 *Le Commissaire Guillaume* (Maigret)

Le Forum Maigret : Maigret Le Commissaire Maigret Police judiciaire 36 Quai des Orfèvres Paris... https://www.trussel.com/f_maig.htm

Les cahiers Simenon, revue publiée par l'association Les amis de Georges Simenon

Repérages.ch art et littérature www.reperages.ch Bibliographie de l'œuvre de Simenon

Site association-jacques-riviere-alain-fournier.com

Table des matières

Du même auteur

- *Sentir son vécu — L'harmonie par les parfums*, Éditions Accarias l'Originel, 1998
- Collaboration à *Médecine et religions. L'accompagnement médical dans le respect des croyances de chacun,* sous la direction de Maurice Crouzet, Éditions Siloë, 1998
- *Les pouvoirs insoupçonnés du corps — La révélation du corps glorieux*, Éditions Dervy, 2002
- *L'algologie — La médecine qui soigne la douleur*, Éditions Dervy, 2003
- *Le syndrome des jambes sans repos — Une approche de la pénibilité*, Éditions Jouvence 2004
- *Trattato pratico di algologia - Un approccio completo e aggiornato alle terapie contro il dolore*, Edizioni Red !, Milan, 2006
- *Les tics : s'en libérer*, Éditions Jouvence, 2006
- *Le feu secret, de la combustion humaine spontanée au miracle de l'incendium amoris*, Éditions François Xavier de Guibert, 2006
- *Vivre l'après*, Éditions Dervy, 2007
- *Douleurs, Souffrances et violence au cours des initiations*, Éditions Abatos, 2013
- *Du magnétisme animal à l'hypnose*, Éditions Abatos, 2014
- *L'initiation par la lumière*, en collaboration avec Nathalie Rivière, Éditions Abatos, 2014
- *À la rencontre de la douleur*, en collaboration avec Nathalie Rivière, Éditions Abatos, 2014
- *À la rencontre de la souffrance*, en collaboration avec Nathalie Rivière, Éditions Abatos, 2014
- *L'hypnose, le meurtre de la rue Cuvier — Du magnétisme animal à l'hypnose* en collaboration avec Nathalie Rivière, Éditions Abatos, 2014
- *L'étrange combustion de Tristan Thibaud — Les combustions humaines spontanées*, en collaboration avec Nathalie Rivière, Éditions Abatos, 2015

• *Le templier de Saint-Gilles — Le secret des templiers,* en collaboration avec Nathalie Rivière, Éditions Abatos, 2015

• *La Douleur,* Éditions L'Harmattan, collection "Éthique et pratique médicale", 2022

• *Le mystère du livre qui tue,* en collaboration avec Nathalie Rivière, Éditions Spinelle, 2023

• *Ces deuils dont on ne parle pas, Les deuils anténataux*, en collaboration avec Nathalie Rivière, Éditions L'Harmattan, collection Éthique et pratique médicale, 2023

• *Voyage au cœur du deuil,* en collaboration avec Nathalie Rivière, Éditions L'Harmattan, collection Éthique et pratique médicale, 2023

• *Proposition de l'étude du vécu du mourir,* Éditions Spinelle, 2024

• *La Dame blanche du Vidourle*, en collaboration avec Nathalie Rivière, Édition Hugo Stern, 2024

• *L'accompagnée*, en collaboration avec Nathalie Rivière, Éditions l'Harmatan, collection Éthique et pratique médicale, 2024

• *Douleurs et souffrances De l'Antiquité au XXIe siècle,* Éditions Les études hospitalières, 2004 : *Difficultés et freins à la démarche de l'analyse de l'expression et de la connaissance de la douleur dans l'espace français du XIIe au XVe siècle et La crucifixion au 1er siècle de notre ère dans l'Empire romain*

PRODUCTEUR D'ÉMISSIONS RADIOPHONIQUES, Radio Alliance Plus 103,2 FM : émissions « Votre santé, un Trésor », « Après le bac », « Le carrefour des éditeurs »

SITE INTERNET DU DOCTEUR JACQUES JAUME :
https://docteur-jacques-jaume.fr/

Structures éditoriales du groupe L'Harmattan

L'Harmattan Italie
Via degli Artisti, 15
10124 Torino
harmattan.italia@gmail.com

L'Harmattan Hongrie
Kossuth l. u. 14-16.
1053 Budapest
harmattan@harmattan.hu

L'Harmattan Sénégal
10 VDN SICAP AMITIE 3
BP 45034 Dakar-Fann
direction@senharmattan.com

L'Harmattan Cameroun
Tsinga/Derrière polyclinique FECAFOOT
BP 11486 Yaoundé
Jacques.koukam@harmattan.fr

L'Harmattan Burkina Faso
Villa 281, secteur 23 623, rue 14.32
Ouagadougou
zagbie@outlook.fr

L'Harmattan Guinée
Almamya, rue KA 028 OKB Agency
BP 3470 Conakry
harmattanguinee@yahoo.fr

L'Harmattan RDC
185, avenue Nyangwe
Commune de Lingwala – Kinshasa
matangilamusadila@yahoo.fr

L'Harmattan Congo
219, avenue Nelson Mandela
BP 2874 Brazzaville
deunovmikhael@gmail.com

L'Harmattan Mali
Immeuble Mgr Jean Marie Cissé
Aci Hamadallaye
BP 145 Bamako
syllaka@yahoo.fr

L'Harmattan Togo
Djidjole – Maison Amela
face EPP BATOME
02 BP 20680 Lomé
didieramela11@gmail.com

L'Harmattan Côte d'Ivoire
Résidence Karl – Cité des Arts
Abidjan-Cocody
03 BP 1588 Abidjan
harmattan.ivoire@gmail.com

L'Harmattan Bénin
Rue 604, (Immeuble à l'entrée
de la rue UCAO- Cite de Saint-Jean)
Cotonou
stepcorpus@gmail.com

Nos librairies en France

Librairie internationale
16, rue des Écoles
75005 Paris
librairie.internationale@harmattan.fr
01 40 46 79 11
www.librairieharmattan.com

Librairie des savoirs
21, rue des Écoles
75005 Paris
librairie.sh@harmattan.fr
01 46 34 13 71
www.librairieharmattansh.com